Nossrat Peseschkian

Familientherapie

Nossrat Peseschkian

Familientherapie

Ein positiver Umgang mit Konflikten und Familien

Kreuz

Inhalt

Zur Einstimmung

Ein Optimist hat die Fähigkeit, jede Krise als Chance zu sehen.

Nimm Dir Zeit für das Wesentliche und die Welt kommt in Ordnung!

Es war wieder Sonntag. Wie gewöhnlich versteckte sich der Vater hinter seiner Zeitung und las. Der Junge kam zu ihm und fragte: »Können wir jetzt zum Park gehen?« Der Vater antwortete: »Weißt Du, ich arbeite die ganze Woche, Sonntag ist der einzige Tag, wo ich endlich frei bin und lesen kann. Du musst Dich selbst beschäftigen«.

Am nächsten und darauf folgenden Sonntag war es das gleiche. An einem Sonntag, als der Junge wieder mit seinen Fragen kam, riss der Vater eine Zeitungsseite ab, zeigte seinem Sohn die dort abgebildete Weltkarte und gab sie ihm zur Ansicht. Danach nahm er sie wieder zurück, nahm eine Schere und schnitt die Weltkarte in kleine Puzzlestücke, gab diese dem Sohn und sagte: »Sobald Du diese Weltkarte wieder zusammengepuzzelt hast, gehen wir in den Park«.

Entgegen seiner Erwartung dauerte es nicht lange und der Junge kam strahlend mit der zusammengesetzten und mit Tesafilm geklebten Weltkarte zurück. Erstaunt fragte der Vater. »Wie hast Du das so schnell geschafft? Ihr habt in der Schule doch noch nicht die Landkarte gelernt!«

Der Sohn drehte das Blatt um und sagte: »Papa, es war sehr einfach. Auf der Rückseite ist das Bild von einem Menschen. Ich habe den Menschen in Ordnung gebracht und damit war auch die Welt in Ordnung.«

Der kluge Junge hat das Problem auf seine eigene Art erfolgreich gelöst, indem er das Blatt wendete und sich mit den Menschen beschäftigte, die darauf abgebildet waren. Somit gelang es ihm, die Aufgabe des Vaters unkompliziert und schnell zu lösen.

Die Weltkarte war somit ordentlich zusammengesetzt. Der Vater war erstaunt, zu sehen, was sein Sohn erreicht hatte.

Ein Pessimist hat die Fähigkeit, sich bei der Wahl zwischen zwei Übeln für beide zu entscheiden.

Vorwort und Einleitung

Viele suchen ihr Glück wie eine Brille, die sie auf
der Nase tragen.

Eine Geschichte auf den Weg

*Im Orient wird erzählt: Die Menschen in den Geschichten der
Völker aus uralten und längst vergangenen Tagen besaßen göttliche Eigenschaften.*

*Gott der Erhabene hatte ihnen die Gnade rechtschaffenen
Lebenswandels und redlichen Verhaltens geschenkt. Leider haben
die Menschen diese Fähigkeiten nicht gut genutzt. Die Fähigkeiten wurden nicht zu Fertigkeiten.*

*Eines Tages kamen die himmlischen Heerscharen zusammen
und entschieden, diese göttlichen Fähigkeiten vom Menschen zu-
rückzunehmen und sie an einem sicheren Ort aufzubewahren, sodass der Mensch keinen Zugang mehr zu ihnen findet. Auf der
Suche nach dem Aufbewahrungsort haben die himmlischen Heerscharen viele Vorschläge gemacht: »Am besten verstecken wir die
ungenutzten göttlichen Fähigkeiten der Menschen in den tiefen
Schichten der Erde.« Die Götter sagten: »Das ist kein gutes Versteck, weil die Menschen die Erde ausgraben werden und in der
Tiefe die Fähigkeiten wieder finden.« »Die zahlreichen Sterne
und Planeten im Himmel sind für den Menschen unerreichbar«,
war die nächste Idee. »Der Mensch wird in der Zukunft eine Möglichkeit finden, im Weltall Entdeckungen durchzuführen, die Planeten zu befahren und sie zu durchqueren«, war der Einwand.
»Ich schlage vor, wir versenken diesen Schatz in den Tiefen des
Ozeans. Dort werden die Menschen ihn nicht finden und heraus-
holen und er ist für immer sicher.« Die Antwort darauf war: »Das
ist auch nicht der richtige Ort, denn es wird nicht lange dauern
und die Menschen werden auch die Tiefen des Ozeans erforschen,
ihren verlorenen Schatz finden und ihn an die Wasseroberfläche
bringen.« »Wie wäre es mit dem Gebirge? Wir könnten doch diese*

grenzenlose Macht im Herzen der Berge verbergen. Dort wird der Mensch nicht suchen.« »Der Mensch wird auch die Berge nicht in Ruhe lassen und auch dort nach den verloren gegangenen Eigenschaften suchen.« Die Beratung der himmlischen Heerscharen ging weiter und sie stellten fest: Egal wo wir diese Fähigkeiten versenken und verstecken, ob im Wasser oder in der Erde oder im Gebirge, der Mensch wird sie immer finden. Der einzige Ort, wo der Mensch nie auf die Idee kommt zu suchen und der für immer und ewig sicher ist, ist die Tiefe seines eigenen Selbst. Seit dieser Zeit hat der Mensch die Erde ausgegraben, in den Tiefen des Meeres geforscht, die Berge beleuchtet und sucht das, was er in sich trägt.

Das positive Menschenbild

Indem die Positive Psychotherapie und Familientherapie sich mit elementaren menschlichen Fähigkeiten beschäftigt, ist sie in der Lage, Menschen aller Sprachen und sozialen Schichten anzusprechen und transkulturelle Probleme wirksam zu verarbeiten. Dieser Ansatz setzt eine Antwort auf die beiden Grundfragen voraus: *Was haben alle Menschen gemeinsam? Wodurch unterscheiden sich die Menschen?* So wie ein Samenkorn eine Fülle von Fähigkeiten besitzt, die durch die Umwelt, z. B. den Boden, den Regen, den Gärtner usw., entfaltet werden, so entwickelt auch der Mensch seine Fähigkeiten in enger Beziehung zu seiner Umwelt. Dem Konzept liegt die Auffassung zugrunde, dass jeder Mensch ohne Ausnahme *zwei Grundfähigkeiten* besitzt, die *Erkenntnisfähigkeit* und die *Liebesfähigkeit* (Emotionalität). Diese beiden Grundfähigkeiten stehen als zusammenfassende Kategorien hinter den primären und sekundären Fähigkeiten (*Aktualfähigkeiten*). Die Grundfähigkeiten und Aktualfähigkeiten stellen die Gesamtheit der menschlichen Fähigkeiten in einem noch undifferenzierten Stadium dar, »wie die Flamme in der Kerze verborgen ist und die Strahlen des Lichts nur als Möglichkeiten in der Lampe vorhanden sind«.

Aktualfähigkeiten

Inhaltlich lassen sich die psychologisch realen Normen in zwei grundsätzliche Kategorien einteilen, die wir als sekundäre und primäre Fähigkeiten bezeichnen wollen. Die *sekundären Fähigkeiten* sind Ausdruck der Wissensvermittlung und damit der *Erkenntnisfähigkeit*. In ihnen spiegeln sich die Normen der sozialen Gruppe des Individuums wider. Zu ihnen gehören: Pünktlichkeit, Sauberkeit, Ordnung, Gehorsam, Höflichkeit, Ehrlichkeit, Sparsamkeit, Gerechtigkeit, Fleiß, Leistung, Zuverlässigkeit, Genauigkeit, Gewissenhaftigkeit usw. In alltäglichen Beschreibungen und Wertungen und in der gegenseitigen Partnerbeurteilung spielen die sekundären Fähigkeiten eine entscheidende Rolle. Wer einen anderen Menschen nett und sympathisch findet, der begründet seine Einstellung damit: Er ist anständig und ordentlich, man kann sich auf ihn verlassen. Umgekehrt urteilt man abwertend: Er ist mir unsympathisch, weil er schlampig, unpünktlich, ungerecht, unhöflich und geizig ist und zu wenig Fleiß zeigt. Ebenso geläufig wie diese sind auch die Folgen von entsprechenden Erlebnissen für Stimmung und körperliches Befinden. So können beispielsweise Pedanterie, Unordnung, ritualisierte Sauberkeit, Unsauberkeit, übertriebene Pünktlichkeitsanforderungen, Unpünktlichkeit, zwanghafte Gewissenhaftigkeit oder Unzuverlässigkeit außer zu sozialen Konflikten auch zu psychischen und psychosomatischen Verarbeitungen – wie Ängsten, Aggressionen und Nachahmungen – mit ihren Folgen führen: im psychischen Bereich, in den Atemwegen, im Herz- und Kreislaufsystem, im Gastrointestinalbereich, im Bewegungsapparat, im Nervensystem, im Urogenitalbereich und im Hautbereich: »Wenn ich schon an die Ungerechtigkeit meines Chefs denke, fange ich an zu zittern und es wird mir schlecht. Hinterher habe ich dann Kopfschmerzen und Magenbeschwerden« (28-jährige Angestellte mit psychosomatischen Störungen). Die große affektive Resonanz bei Störungen der sekundären Fähigkeiten ist nur auf der Basis der emotionalen Beziehungen zu verstehen. Ausdruck hierfür sind die primären Fähigkeiten. *Die primären Fähigkeiten* betreffen die Liebesfähigkeit; sie werden vom ersten Lebenstag an durch den Kontakt mit den Bezugspersonen hergestellt. Zu ihnen gehören: Liebe, Geduld, Vorbild, Zeit, Kontakt, Sexualität, Vertrauen, Zutrauen, Hoffnung, Glaube, Zweifel, Gewissheit und Einheit. Einige der Begriffe werden im üblichen Sprachgebrauch seltener unter die »Fähigkeiten« im engeren Sinnen gerechnet: Vorbild, Zweifel, Gewissheit, Einheit. In diesem Sinne sagt eine 29-jährige Patientin: »Der Bereich, in dem ich allergisch reagiere, ist die Ordnung. Wenn meine achtjährige Tochter ihre Hausaufgaben nicht ordentlich und sauber genug macht, werde ich sauer. Ich bin dann ungeduldig und kann aggressiv werden«.

Die Aktualfähigkeiten sind psychodynamisch wirksam. Sie stehen in Zusammenhang mit psychoanalytischen Kategorien wie dem Über-Ich und dem Ich-Ideal, tiefenpsychologischen Kategorien wie dem Selbstwertgefühl, Minderwertigkeitsgefühl und dem »erwünschten« und »unerwünschten« Verhalten der Verhaltenstherapie. Die Aktualfähigkeiten geben uns zusätzliche differentialdiagnostische Hinweise und eröffnen auf der Grundlage der Erkenntnis des inhaltlichen Konfliktbereiches neue Möglichkeiten der Erziehung, der Selbsthilfe, der Psychohygiene und der konfliktzentrierten Psychotherapie. Jeder Mensch verfügt über Grundfähigkeiten, die ihm eine große Bandbreite von Möglichkeiten eröffnen. Je nach den Bedingungen seines Körpers, seiner Umwelt und der Zeit, in der er lebt, werden sich diese Grundfähigkeiten differenzieren und zu einer unverwechselbaren Struktur von Wesenszügen führen. Unter diesem Aspekt können zwischenmenschliche Probleme, partnerschaftliche Konflikte, psychosomatische Krankheiten, ferner Neurosen und Psychosen auch als Reaktionsweisen auf Konflikte zwischen primären und sekundären Fähigkeiten und damit als Folge einer mangelnden Differenzierung interpretiert werden. Therapeutisch bietet das Konzept eine wirksame fünfstufige Kurztherapie, die ihren Schwerpunkt darauf legt, die dem Patienten innewohnenden therapeutischen Fähigkeiten zu aktivieren. Mit anderen Worten: Der Patient ist nicht nur der Erdulder seiner Krankheit, sondern wird selbst als Therapeut eingesetzt.

Psychotherapie der kleinen Schritte

Unser Weg ist ein Weg der kleinen Schritte, was nicht erstaunlich ist angesichts der Tatsache, dass sich jede Entwicklung in scheinbar kleinen Schritten vollzieht, aus denen sich qualitativ Neues entwickelt. Wir müssen uns Gedanken über das Ziel machen, aber auch darüber, wie wir uns ihm nähern können. Dabei stoßen wir auf eine Paradoxie, die in vielfältiger Weise unser Leben begleitet, nämlich, wie wir uns um etwas bemühen müssen, das wir bereits in uns tragen.

Familientherapie gestern, heute und morgen

Die Familientherapie hat sich bisher hauptsächlich mit Problemen der Rollenverteilung, Familiendynamik, Familienstrukturen und Kommunikation beschäftigt. Was inhaltlich zwischen den Familienmitgliedern ausgetragen wurde, blieb weitgehend von den theoretischen Überlegungen ausgeklammert. Der Therapeut behandelte zwar auch inhaltliche Aspekte, jedoch nur als Begleiterscheinung der dynamischen Orientierung. Wir versuchen, neben der Konfliktdynamik auch die inhaltliche Seite der Konflikte zu erfassen und therapeutisch nutzbar zu machen. Diese Inhalte beschreiben Programme und Qualitäten zwischenmenschlicher Beziehungen, die sich zu Einstellungen, Werthaltungen und Normen verdinglicht haben.

Neun Thesen für eine positive Psychotherapie und Familientherapie

1. *Die Positive Psychotherapie und Familientherapie geht von »positiv« (lat.), d.h. vom Tatsächlichen und Vorgegebenen aus.* Tatsächlich und vorgegeben werden nicht nur Störungen und Konflikte, die eine Familie mit sich bringt, sondern auch die Fähigkeit, mit diesem Konflikt konstruktiv umzugehen. Der Patient gibt seine Patientenrolle auf und wird zum »Therapeuten« seiner selbst und seiner Umwelt. Die Positive Psycho-

therapie berücksichtigt die positiven Aspekte jeder Krankheit: Praktisch sieht dies so aus, dass wir nach der Bedeutung fragen, die ein Symptom für einen Menschen und eine Gruppe hat, und dabei auch die »positive« Bedeutung miterfassen: Welche positiven Aspekte hat das Erröten? Welche Vorteile bringen Hemmungen mit sich? Welche Funktionen erfüllen Schlafstörungen? Was bedeutet für mich die Tatsache, dass ich Angst oder Depressionen habe? usw. Die veränderte Sichtweise der Positiven Psychotherapie lässt sich auf nahezu alle negativ besetzten Themen übertragen (Selbsttherapie).

2. *Die Mikrotraumentheorie berücksichtigt Konfliktinhalt und Konfliktdynamik*: Ausgehend von der Frage »Was haben alle Menschen gemeinsam (das Bewusstsein der Gemeinsamkeit und Einheit) und wodurch unterscheiden sie sich (das Bewusstsein der Individualität und Einzigartigkeit)?« beschreibt die Positive Psychotherapie ein Inventar von Konfliktinhalten (Aktual- und Grundfähigkeiten). Häufig sind es keineswegs die großen Ereignisse, die zu Störungen führen, sondern die immer wiederkehrenden kleinen seelischen Verletzungen, die schließlich ein Charakterbild formen, das für einzelne Konflikte besonders anfällig ist (»Steter Tropfen höhlt den Stein!«).

3. *Das transkulturelle Denken ist Grundlage der Positiven Psychotherapie*: Sie bezieht die Vielfalt der individuell, familiär und kulturell determinierten Erscheinungsformen ein und fördert eine Einheit in der Mannigfaltigkeit. Das lässt an eine Utopie denken mit gesellschaftlichen Bedingungen, unter denen der Mensch alle seine Fähigkeiten in einem harmonischen Verhältnis zueinander entfalten kann, also leistungsfähig ist, ohne die Beziehung zu seinen Gefühlen und zu seinen zwischenmenschlichen Abhängigkeiten zu verlieren, und eine reife Emotionalität und Kontaktbezogenheit entwickeln kann, ohne in der Entfaltung seiner produktiven Fähigkeiten behindert zu sein.

4. *Konzepte, Mythologien und orientalische Geschichten werden gezielt in die therapeutische Situation einbezogen:* Geschichten unterstützen den Abbau innerer Widerstände und erleichtern die Durchführung der Selbsthilfe, welche die psychotherapeutischen Maßnahmen ergänzt.

14

5. *Jeder Mensch ist einzigartig:* Die Therapie wird den Bedürfnissen des Patienten angepasst.
6. *Familienmitglieder als Individuen und gesellschaftliche Faktoren als Rahmenbedingungen* werden in den therapeutischen Prozess einbezogen.
7. *Die Begriffe der Positiven Psychotherapie kann jeder verstehen:* Sprachbarrieren sind ausgeräumt (Chancengleichheit in der Psychotherapie).
8. *Die Positive Psychotherapie bietet ein Grundkonzept für den Umgang mit allen Krankheiten und Störungen.* Sie beinhaltet 3 Schwerpunkte: Prophylaxe, eigentliche Therapie und Nachsorge (universale Anwendbarkeit). Das Modell gliedert sich in fünf Stufen: Stufe 1 Beobachtung/Distanzierung, Stufe 2 Inventarisierung, Stufe 3 Situative Ermutigung, Stufe 4 Verbalisierung, Stufe 5 Zielerweiterung.
9. *Die Positive Psychotherapie und Familientherapie bietet durch ihr inhaltliches Vorgehen ein Konzept, innerhalb dessen sich verschiedene Methoden und Fachrichtungen sinnvoll ergänzen können (metatheoretischer und metapraktischer Aspekt).* Ein Partner bringt dem anderen auch Konflikte, Schwierigkeiten, Probleme und Krisen. Er gibt ihm zugleich die Chance, seine eigene Persönlichkeit weiterzuentwickeln und angemessene Lösungen für die Konflikte zu finden. Die Konfrontation behält in vielen anderen Bereichen des menschlichen Zusammenlebens Gültigkeit: im Verhältnis der Kinder zu ihren Eltern, der Beziehung der Eltern zueinander, dem Verhältnis zu den Schwiegereltern, dem Verhältnis zum Mitmenschen. Im Leid nur das Leid und im Konflikt nur die Gefährdung zu sehen, bedeutet ein Missverständnis, das in der Erziehung, Familie und Psychotherapie unübersehbare Folgen nach sich zieht. Es reicht aber nicht aus, nur nach dem »Warum« einer Störung, eines Leidens, einer Prüfung zu fragen. Sie blieben unverstanden, wenn die Frage nach dem »Wozu« nicht gestellt würde. Die Frage nach dem »Wozu« meint die Reintegration, die Tendenz zur Einheit und Weiterentwicklung im Sinne einer Entwicklungskrise.

Aufbau des Buches

Die folgenden 32 Darstellungen der Positiven Psychotherapie und Familientherapie sollen einen kurzen Überblick über die Anwendungsmöglichkeiten des Modells geben. Für diese Arbeit ist die Familie eine zentrale Bezugsgröße der Behandlung. Uns kommt es wesentlich darauf an, das Selbsthilfepotential zu mobilisieren, das in jedem Menschen, in jeder Familie und auch in jeder anderen zwischenmenschlichen Beziehung enthalten ist. Wir wollen der Familie und deren Mitgliedern die Kompetenz vermitteln, die heute fast ausschließlich der kleinen Gruppe der Psychotherapeuten zugebilligt wird: in einer differenzierten, reifen Weise mit Problemen und Konflikten umzugehen.

Die hier skizzierten Strategien haben sich aufgrund der Erfahrungen, die meine Mitarbeiter und ich mit der Positiven Psychotherapie sammeln konnten, als günstig erwiesen. Sie sind das Ergebnis des Umgangs mit Patientenfamilien und der kritischen Diskussionen im Kreis meiner Mitarbeiter. Im Folgenden werden einige typische Konstellationen und Krankheitsbilder vorgestellt, bei denen sich bestimmte Vorgehensweisen bewährt haben.

Während dieses Buch auf die Spielformen des Alltagslebens in der Positiven Psychotherapie und Familientherapie eingeht, gehen meine früheren Bücher vorrangig auf psychotherapeutische Fragen und Selbsthilfe ein, so dass letztlich ein Buch das andere ergänzt. Daher wurden an manchen Stellen bestimmte Konzepte zur Verdeutlichung dieses Buches aus meinen früheren Veröffentlichungen einbezogen.

Nossrat Peseschkian   Wiesbaden, Dezember 2004

Der Mensch kann nicht genug vom Menschen denken.
Immanuel Kant

1. Die Positive Psychotherapie und Familientherapie

»Wenn jemand Gesundheit sucht, frage ihn erst, ob er auch bereit ist, zukünftig alle Ursachen seiner Krankheit zu meiden – erst dann darfst du ihm helfen.«

Sokrates

Partnerschaft und Familie

Der Wissenschaftler und sein Chauffeur

Ein bekannter Wissenschaftler hielt häufiger vor einem großen Fachgremium Vorträge über sein Fachgebiet. Er war als Redner sehr geschätzt und die Zuhörer voll des Lobes. Zu diesen Vorträgen ließ er sich immer wieder von seinem Chauffeur fahren, der dann in einer Ecke des Saales saß und zuhörte. Eines Tages war der Wissenschaftler so müde, dass er sich außer Stande fühlte, seinen Vortrag zu halten, und sagte zu seinem Chauffeur: »Eigentlich könnten Sie doch den Vortrag halten, Sie wissen doch, was ich sonst immer sage!« Der Chauffeur willigte ein, hielt den Vortrag und machte seine Sache gut. In der anschließenden Diskussion wurden Fragen gestellt, die er aber nicht beantworten konnte. Er überlegte eine kurzen Moment: »Ihre Frage ist so einfach, dass sogar mein Chauffeur die Antwort geben kann«, sagte er und gab die Frage mit einer entsprechenden Handbewegung an den in einer Ecke sitzenden Wissenschaftler weiter.

Die positive Sichtweise

Die Positive Psychotherapie und Familientherapie geht auf die positiven Aspekte der jeweiligen Beschwerden ein. Dies bedeutet, einen Menschen zunächst mit seinen Konflikten und Störungen anzunehmen, das heißt ihn so zu akzeptieren, wie er gegenwärtig ist, um dann mit seinen noch unbekannten, verborgenen und durch die Probleme verschütteten Fähigkeiten Beziehung aufzunehmen. Es geht dabei auch darum, die Beschwerden in ihrer Bedeutung umzuwerten und ihre positiven Aspekte herauszuarbeiten.

Die veränderte Sichtweise der Positiven Psychotherapie lässt sich auf nahezu alle negativ besetzten Themen übertragen.

Die drei Grundformen (*Interaktionsstadien*) der partnerschaftlichen und familiären Beziehungen: Unabhängig davon, was in

	Traditionelle Interpretation	Positive Interpretation
Angst	Unfähigkeit, sich Schwierigkeiten zu stellen, Feigheit	Fähigkeit, als bedrohlich empfundenen Situationen und Objekten auszuweichen
Angst vor Einsamkeit	Unfähigkeit, mit sich selbst auszukommen	Ausgeprägtes Bedürfnis nach einer Beziehung zu anderen Menschen
Frigidität	Unfähigkeit zu sexuellen Betätigungen oder zur sexuellen Befriedigung, Orgasmusunfähigkeit	Fähigkeit, sich aus dem Konflikt der Sexualität zurückzuziehen; Fähigkeit, durch den Körper nein zu sagen
Verwahrlosung	Unfähigkeit, tägliche Belange zu regeln, Unordnung, Unsauberkeit, asoziales Verhalten	Fähigkeit, bestimmte Normen zu ignorieren und ihnen zuwider zu handeln
Faulheit	Mangel an Fleiß, Charakterschwäche	Fähigkeit, speziellen Leistungsanforderungen aus dem Weg zu gehen
Geschwisterrivalität	Eifersüchtig gespanntes Verhältnis unter den Geschwistern, mangelnde Bereitschaft, Rücksicht zu nehmen	Möglichkeit, partnerschaftliche Umgangsformen zu lernen, eigene Interessen durchzusetzen; Fähigkeit, Aggressionen auszutragen und zu ertragen

einer Partnerschaft inhaltlich abläuft, befindet sich jede Beziehung im Rahmen folgender drei Möglichkeiten.

Ideale sind wie Sterne, man kann sie nicht erreichen, aber man kann sich nach ihnen orientieren.

1. Das Stadium der Verbundenheit: Ausdruck für das Prinzip der Hoffnung

Ein Kind ist zunächst auf seine Eltern angewiesen. Es benötigt deren Vorbild, Geduld und Zeit. Die Eltern fühlen sich ihrerseits durch Liebe, Hoffnung, Glaube und Verantwortung dem Kind verbunden. Ähnliches findet sich in den sozialen Beziehungen, wenn wir Verantwortung für einen Menschen übernehmen, Erwartungen an ihn stellen und Hoffnungen auf ihn setzen. Verbundenheit erhält unter diesem Aspekt die Bedeutung eines Stadiums der Interaktion. Auf ihm gründen sich zum wesentlichen Teil die Suche nach einem Partner, der Wunsch, mit einem anderen Menschen zusammen zu sein und der Zusammenhalt einer Gruppe, wie sie die Familie darstellt. Man kann auf einen Partner zugehen, ihn kennen lernen, sympathisch finden, Innigkeit und Intimität mit ihm wünschen. Es vollzieht sich eine Differenzierung der Liebesfähigkeit. Mit anderen Worten, durch die Unterscheidung gewinnen die Gefühle soziale Gestalt. Die Liebesfähigkeit bezieht sich in ihrer Entwicklung auf folgende vier Bereiche: erstens, wie ich mit mir selbst umgehe, mich akzeptiere oder ablehne (Ich); zweitens, wie ich auf den Partner eingehen kann, mit den Fähigkeiten zu lieben und geliebt zu werden (Du); drittens, welche Beziehung ich zu anderen Menschen und zur Gemeinschaft habe und diese zu mir (Wir); und schließlich viertens, welcher größeren Weltordnung ich mich zugehörig fühle und welche Weltanschauung oder Religion Einfluss auf die Ordnung meiner Beziehungen nimmt (Ur-Wir).

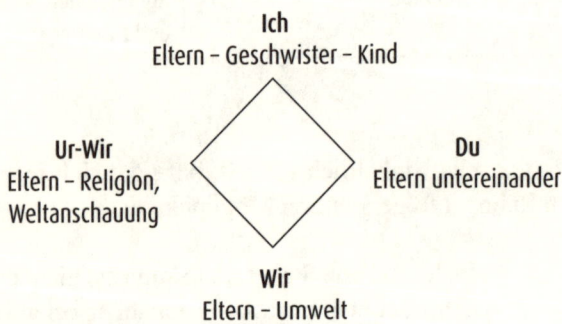

Ich
Eltern – Geschwister – Kind

Ur-Wir
Eltern – Religion,
Weltanschauung

Du
Eltern untereinander

Wir
Eltern – Umwelt

Modellfunktionen bei der Entwicklung der vier Medien der Liebesfähigkeit

Die Liebesfähigkeit führt in ihrer weiteren Entwicklung zu den primären Fähigkeiten wie Liebe, Geduld, Zeit, Kontakt, Vertrauen, Zutrauen, Hoffnung, Glaube, Zweifel, Gewissheit und Einheit. Wird das Bedürfnis nach Verbundenheit zum dominierenden Verhalten eines Menschen, das über längere Zeit hin andauert und in seinen zwischenmenschlichen Beziehungen immer wieder auftritt, sprechen wir von einem naiv primären Verhalten. Dieser Reaktionstyp entspringt in der Regel einer überbeschützenden Erziehung, in der die Liebesfähigkeit und die primären Fähigkeiten Vorrang hatten. Der naiv-primäre Typ entspricht der depressiven Neurosenstruktur. Die vorwiegende Reaktion ist die Flucht in die Einsamkeit oder die Flucht in den Kontakt, der Solidarität und Geborgenheit bietet. Im Stadium der Verbundenheit können sich folgende Formen von Partnerschaften entwickeln: Partnerschaft als Besitz, als Karitativanstalt, als Treuepakt, als Fessel, aus Höflichkeit und Dankbarkeit, als Wunschtraum, als Ergänzung, als Allianz, als religiöse Aufgabe, als Ruhestätte, als Begegnungsstätte, als Beichtstuhl.

Allgemein orientierte Fragen zu den vier Vorbilddimensionen

1. Zu wem hatten Sie als Kind eine stärkere Beziehung (Vater, Mutter, Großeltern)?
2. Wer von Ihren Eltern (Bezugspersonen) hatte mehr Zeit für Sie?
3. Wer von Ihren Eltern war geduldiger, bzw. wer hatte sich leichter aufgeregt?
4. Wer war Ihr Vorbild?
5. Haben Sie das Gefühl, als Kind gerecht behandelt worden zu sein (wurden z. B. Geschwister bevorzugt)?
6. Wie beurteilen Sie heute die Ehe Ihrer Eltern?
7. Wer von Ihren Eltern war kontaktfreudiger?
8. Wer von Ihren Eltern beschäftigte sich mehr mit religiösen, weltanschaulichen Fragen?

2. Stadium der Unterscheidung: Ausdruck für das Prinzip der Balance

Unterscheidung ist eine Grundfunktion, die sich auf die Aktualfähigkeiten zentriert. Erst durch die Unterscheidung lernt man zwischen den Triebbedürfnissen und den Erfordernissen der Umwelt zu vermitteln. Allgemein formuliert: Wir lernen, indem wir zu unterscheiden lernen. Bezogen auf die soziale Interaktion tritt das Stadium der Warnung in den Vordergrund. Wir lernen nicht nur, unsere Umgebung durch Versuch und Irrtum zu unterscheiden. Vielmehr sind wir zu einem erheblichen Teil auf Informationen aus der sozialen Umgebung angewiesen. Wenn wir Ratschläge geben, auf einen anderen einwirken wollen oder beabsichtigen, seine Einstellungen und sein Verhalten zu ändern, befinden wir uns im Stadium der Warnung. Dieses wird somit zum Inbegriff der sozialen Anforderungen und der Anpassung an die jeweiligen Bedingungen der Umgebung. Man kann einen Partner besser kennen lernen, ihn danach aussuchen, ob er bestimmte Eigenschaften aufweist oder nicht, wie gut er aussieht, welchen Beruf er hat, aus welcher Familie er kommt, welche Weltanschauung und Religion er hat, von welcher seiner Eigenschaften man sich angesprochen und von welcher man sich abgestoßen fühlt. Dies geschieht in der Differenzierung der Erkenntnisfähigkeit und der Ausprägung der sekundären Fähigkeiten, welche die Beherrschung der Natur und soziale Behauptung gewährleisten (vgl. Abbildung).

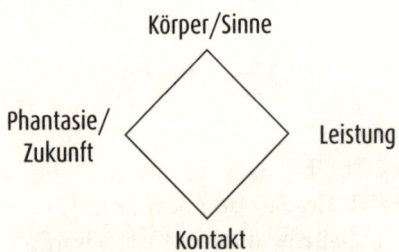

Körper/Sinne

Phantasie/Zukunft

Leistung

Kontakt

Körper (Mittel der Sinne) – Leistung (Mittel des Verstandes) –
Kontakt (Mittel der Tradition) – Phantasie (Mittel der Intuition)

Die vier Qualitäten des Lebens und vier Formen der Konfliktverarbeitung

Medien der Erkenntnisfähigkeit (vier Formen der Konfliktverarbeitung)

Aus der Erkenntnisfähigkeit entwickeln sich die sekundären Fähigkeiten wie Pünktlichkeit, Ordnung, Sauberkeit, Höflichkeit, Ehrlichkeit, Treue, Gerechtigkeit, Sparsamkeit, Fleiß, Leistung, Zuverlässigkeit, Genauigkeit und Gewissenhaftigkeit. Die primären und sekundären Fähigkeiten bezeichnen wir als Aktualfähigkeiten. Die Aktualfähigkeiten werden im Verlauf der Sozialisation inhaltlich entsprechend dem soziokulturellen Bezugssystem gestaltet und durch die einzigartigen Bedingungen der individuellen Entwicklung geprägt. Als Konzepte werden sie in das Selbstbild aufgenommen und bestimmen die Spielregeln dafür, auf welche Weise man sich und seine Umwelt wahrnimmt und mit ihren Problemen fertig wird. Der Einfluss der Aktualfähigkeiten vollzieht sich in den oben dargestellten vier Medien. Gewinnt die Unterscheidung einseitig die Oberhand, sprechen wir von dem sekundären Reaktionstyp. Im Umfeld dieses Typs ist die zwanghafte Neurosenstruktur angesiedelt. Der Zwanghafte wehrt mit seiner Über-Differenzierung bedrohliche Triebbedürfnisse ab und zwängt sie in das Korsett einer pedantischen Lebensweise. Den sachlichen Beziehungen wird Vorrang vor der emotionalen Beteiligung eingeräumt. Charakteristisch ist die Flucht in die Aktivität. Im Stadium der Unterscheidung können sich folgende Formen von Partnerschaft entwickeln: Partnerschaft aus Geschäftsinteresse, als Ausbildungsstätte, als Entspannung, um jeden Preis, als Selbstwertbestätigung, als Konsequenz, als Wissenschaft, als Triebbefriedigung, als Bestrafung, als Mentorenhilfe.

Allgemein orientierte Fragen zu den vier Formen der Konfliktverarbeitung

1. Wie reagieren Sie, wenn Sie Probleme haben? (Antworten Sie durch Ihren Körper, durch Leistung, indem Sie Hilfe bei anderen Menschen suchen, oder in Ihrer Phantasie?)
2. Welche Aussage gilt für Sie? – Ich glaube, was ich sehe; ich glaube, was ich verstehe; ich glaube an das, was z.B. durch

23

meine Eltern überliefert ist; ich glaube an das, was mir spontan einfällt.
3. Was war das Motto zu Hause? (z. B. Essen und Trinken hält Leib und Seele zusammen. Kannst Du was, dann bist zu was. Was sagen die Leute? Alles liegt in Gottes Hand.)

3. Das Stadium der Ablösung

Während einem Menschen in den frühen Abschnitten seiner Entwicklung wiederholt gesagt wurde: »Wasch deine Hände; mach Ordnung; sei fleißig; benimm dich anständig…!«, benötigt er mit zunehmender Reife Informationen von außen nicht mehr in diesem Umfang. Er bestimmt jetzt sich selbst und entscheidet für sich und andere. Das bedeutet zugleich, dass er sich von den engeren Bezugspersonen ablöst und die Informationen, die er braucht, selbstständig sucht und selbstständig Verantwortung trägt. Wir können hier von einem Stadium der Ablösung sprechen, das die reifende und die reife Persönlichkeit kennzeichnet. Es gehört dazu die Möglichkeit, einer zu engen Verbundenheit seine eigene Selbstständigkeit entgegenzusetzen, Interessen unabhängig vom Partner zu entwickeln, an die Selbstverwirklichung mehr als an die Partnerschaft zu denken, Grenzen zwischen Ich und Du zu ziehen und schließlich sich, in welcher Form auch immer, vom Partner zu lösen und zu trennen. Einheit bedeutet die Integration von Aktual- und Grundfähigkeiten zu einer individuellen Persönlichkeit. Damit ist eine Autonomie verbunden, deren Bedeutung bis zum Erwachsenenalter zunimmt. Viele Menschen schwanken zwischen Ablösung und Verbundenheit, möchten selbstständig sein, können jedoch diese Selbstständigkeit nicht ertragen oder wünschen sich die Zuneigung eines Partners, der sie jedoch in dem Wunsch nach Freiheit wieder entfliehen. Wir sprechen hier von dem Doppel-Bindungs-Typ und der hysterischen Neurosenstruktur. Davon betroffene Menschen lassen sich von außen her durch plötzliche Angebote und neue Möglichkeiten lenken und erscheinen sich selbst und ihrer Umgehung gegenüber als unberechenbar. Im Stadium der Ablösung können sich folgende Formen von Partnerschaft entwickeln: Partnerschaft als Balanceakt, als Doppelblindversuch, als Befreiung, als Doktorspiel, als Notlösung, als Neugierkonsum, als Theater, als Zärtlichkeitsempfang. Die Stadien der partnerschaftlichen Interaktion – Verbundenheit, Differenzierung, Unterscheidung und Ablösung – geben uns einen konkreten Einstieg in aktuelle zwischenmenschliche Konflikte. Sie finden sich einerseits in der Entwicklung eines Menschen, bzw. kennzeichnen das augenblickliche Bedürfnis eines Partners. Andererseits bestehen sie als Einstellungen, Wünsche und Erwartungen bei der jeweiligen Bezugsperson.

Neue Anregungen

Konstitution und Veranlagung spielen eine zweitrangige Rolle. Das heißt, jede Form von Partnerschaft, jede typologische Zuordnung ist nicht notwendiges Schicksal, sondern kann sich im Laufe der Zeit ändern. Die Bereiche »Verbundenheit«, »Unterscheidung« und »Ablösung« mit ihren Kernaussagen und ihren daraus resultierenden Werten:

Verbundenheit	Unterscheidung	Ablösung
Wir lieben uns. Wir empfinden Zuneigung füreinander. Die Nähe verbindet uns. Sympathie und Gemeinsamkeiten	Wir haben verschiedene Meinungen, Werte und Eigenschaften. Wir streiten uns. Wir sind bereit, Konflikte in gegenseitigem Einvernehmen zu lösen. Reibung und Lebendigkeit	Wir dürfen auch unterschiedliche Interessen haben und uns anderen zuwenden. Die dadurch gewonnenen Erfahrungen bereichern unsere Beziehung. Toleranz, Akzeptanz und Lebendigkeit

Konfliktentstehung und Mikrotraumen

Treffen in zwischenmenschlichen Beziehungen unterschiedliche Einstellungs- und Verhaltensmuster (Aktual- und Grundfähigkeiten) aufeinander, kann es zu Konflikten kommen, die sich als Mikrotraumen – sich ständig wiederholende kleine seelische Verletzungen – anhäufen und neuralgische Punkte in der Struktur der Persönlichkeit bilden. Die bei den Aktualfähigkeiten dargestellten Störungen können sich aufgrund einer Dissonanz innerhalb der sekundären Fähigkeiten (man kann fleißig sein, aber nicht ordentlich) oder innerhalb der primären Fähigkeiten (man kann in andere Vertrauen haben, aber nicht zu sich selbst) oder in der Beziehung zwischen beiden entwickeln (man kann ordentlich sein, aber nicht geduldig). Von diesem Aspekt aus können zum Beispiel kindliche Verhaltensstörungen, Erziehungsschwierigkeiten, Generationsprobleme, Konflikte in der Beziehung zwischen Eltern und Kind sowie Störungen in der Partnerschaft und neurotische Auffälligkeiten als Reaktionsweisen auf Konflikte zwischen primären und sekundären Fähigkeiten und damit als Folge einer mangelnden Differenzierung interpretiert werden. Analysiert man psychische und soziale Konflikte, lassen sich zwei Konfliktbereiche unterscheiden, die beide auf die Ausprägung und die Art der Konfliktsituation wirken: *Aktualkonflikt* und *Grundkonflikt*. Die Aktual- und Grundfähigkeiten sind zwar in allen Menschen angelegt, aber in der westlichen Hemisphäre liegen die Schwerpunkte oft mehr auf Körper/Sinne, Leistung und den sekundären Fähigkeiten, im Orient dagegen mehr auf Kontakt und Phantasie/Zukunft und den primären Fähigkeiten. Durch Berücksichtigung des transkulturellen Aspektes lassen sich Einseitigkeiten bewusst machen und in der 5-stufigen Therapie und Selbsthilfe aufarbeiten.

> Lang ist der Weg durch Lehren, kurz und wirksam durch Beispiele.
>
> *Seneca*

Familie und Erziehung

Sonne kann nicht ohne Schein, Mensch nicht ohne
Liebe sein.

Goethe

Wer geringe Dinge wenig acht't, sich um geringere Mühe macht

Wenn wir einen Scheck ausfüllen, um ein sehr einfaches Beispiel zu wählen, haben wir es bereits mit einer gewissen Differenzierung des Handlungsablaufes und Gliederung der Situation zu tun: Zunächst einmal muss ich mein Scheckheft dabei haben und einen Kugelschreiber. Wenn ich nicht weiß, wohin ich ihn gelegt habe, brauche ich erst Zeit, um ihn zu suchen. Ich muss in der Lage sein, auszurechnen, wie viel Geld ich abheben möchte und wie auf dem Formular die Eintragungen gemacht werden müssen. Hinzu kommt, dass ich lesbar schreibe, meine Kontonummer kenne, die richtige Bank noch zu den Geschäftszeiten aufgesucht habe. Ich muss den Scheck im Scheckheft eintragen, und schließlich ist es ganz nützlich zu wissen, ob er gedeckt ist. Eine Reihe von Funktionen laufen ab, die zum Teil wie die Glieder einer Kette ineinander greifen. Bereits die Störung einer einzigen dieser Funktionen kann den gesamten Handlungsablauf stören und zu Konsequenzen führen, die ihren Ursachen unangemessen erscheinen. Finanzielle Nachteile, eine längere Zeit ohne Geld auskommen zu müssen, verzweifelt nach dem Scheckheft suchen, durch Unachtsamkeit beim Ausfüllen einen Blankoscheck geben, wegen nicht eingetragener Ausgaben beunruhigt werden und endlich wegen Scheckbetruges einsitzen.

Wenn wir alltägliche Auseinandersetzungen zwischen Eltern und Kindern, unter Kindern oder zwischen Kindern und Lehrern beobachten, finden wir eine Fülle von Situationen und Inhalte für Mikrotraumen:

Satz	Angesprochene Aktualfähigkeit
Komm rechtzeitig zurück!	Pünktlichkeit
Wasch dir die Hände!	Sauberkeit
Verlass dein Zimmer ordentlich!	Ordnung
Tu, was ich dir sage!	Gehorsam
Benimm dich anständig!	Höflichkeit
Sag mir die Wahrheit!	Ehrlichkeit
Er bevorzugt ein gerechtes Spiel.	Gerechtigkeit
Er scheut keine Mühe.	Fleiß
Ich stehe unter Leistungsdruck.	Leistung
Auf dich kann ich mich verlassen.	Zuverlässigkeit
Überlege genau, wofür du das ausgibst!	Sparsamkeit
Er erfüllt sein Versprechen gewissenhaft.	Gewissenhaftigkeit
Bis auf das Tüpfelchen auf dem i.	Genauigkeit
Sie ist sein Ein und Alles, und er würde für sie durchs Feuer gehen.	Liebe
Wenn ich groß bin, werde ich wie du.	Vorbild
Ich glaube fest an deinen Erfolg.	Glaube
Er hat seine Zeit genutzt.	Zeit
Tust du damit recht?	Zweifel
Ich vertraue dir, weil du da bist.	Vertrauen
Mir gehen manchmal die Pferde durch!	Geduld
Ich begriff endlich, was ich wollte.	Gewissheit
Er ist immer gern gesehen.	Kontakt
Hinsichtlich meiner beruflichen Ziele bin ich ganz zuversichtlich.	Hoffnung

Kleinigkeiten, die nerven

Alltagskonflikte gehören zu unserem Leben. Wir nehmen sie oft wie selbstverständlich hin und erst, wenn ein bestimmter Level überschritten wird, platzt uns gewissermaßen der Kragen. Den Rest, den ertragen wir eben. Wenn wir so vorgehen, richten wir unseren Blick aber nur auf die Spitze des Eisbergs. Was für ein gewaltiger Teil an Konflikten sich unter Wasser befindet, um im Bild zu bleiben, darüber wollen wir meist lieber nicht nachdenken. All die Kränkungen, Aggressionen, Schuldgefühle, Ängste, der ganze Ärger und Druck, der auf uns lastet – all das baut sich auf den vielen scheinbar kleinen Konflikten auf, die wir anfangs meist kaum wahrnehmen. Doch es sind diese bereits beschriebenen Mikrotraumen, die uns auf den großen, zerstörerischen, kränkenden Konflikt, das Makrotrauma, vorbereiten. Er ist es, der unser Erleben und Verhalten beispielsweise bei einer körperlichen Erkrankung oder psychischen Störung beeinträchtigt. Die kleinen Konflikte sind die Tropfen, die den Stein höhlen. Um derartige Konflikte besser zu erkennen, habe ich eine Auswahl »kleiner« Problemsituationen dargestellt, mit denen wir uns jeden Tag von morgens bis abends, von der Geburt bis zum Tod herumschlagen.

Die Anwendung der Aktualfähigkeiten: DAI Kurzform (s. a. S. 67)

Aktualfähigkeiten	Ich	Partner	Spontanaussagen
Pünktlichkeit			
Sauberkeit			
Ordnung			
Gehorsam			
Höflichkeit			
Ehrlichkeit/Offenheit			
Treue			
Gerechtigkeit			
Fließ/Leistung			
Sparsamkeit			
Zuverlässigkeit/ Genauigkeit			
Liebe			
Geduld			
Zeit			
Vertrauen/Hoffnung			
Kontakt			
Sex/Sexualität			
Glaube/Religion			

Neue Anregungen

Das DAI kann in der therapeutischen Situation, aber auch im Rahmen der Selbsthilfe von jedem Familienmitglied durchgeführt werden. Damit erhalten wir für jede Familie so viele differenzierungsanalytische Inventare, wie die Familie Mitglieder zählt. In diesen Inventaren erfolgt unter der Spalte »Ich« jeweils die Selbstbeurteilung, unter den anderen Partnerspalten die Beurteilung, wie man die Partner erlebt und ihr Verhalten bewertet. Diagnostisch kann man diese verschiedenen Selbst- und Familienbeurteilungen miteinander zu einem differenzierten Konfliktdiagramm verbinden. Auch nicht anwesende Familienmitglieder, wie ein verstorbener Elternteil, ein geschiedener Ehepartner, ein Familienmitglied, das sich weigert, an den familientherapeutischen Sitzungen teilzunehmen, können so indirekt in die Dynamik der familiären und persönlichen Konzepte einbezogen werden. Dieses Vorgehen nennen wir *virtuelle Familientherapie*. Die Aussagen im DAI sind keine absoluten Urteile. Sie sind vielmehr subjektive und in Bezug zu einem Partner relative Bewertungen. Die individuellen Maßstäbe der Mitglieder einer Familie werden miteinander verglichen. Die Instruktion vor dem Ausfüllen des DAI lautet: »Kommt es im Bereich der Pünktlichkeit (Ordnung usw.) zu Konflikten? Wer von Ihnen (Sie oder Ihr Partner) legt mehr Wert auf Pünktlichkeit (Ordnung usw.)?« Dem jeweiligen Fall entsprechend sind Modifikationen der Instruktion möglich. Mit +++ ist die höchste Wertung ausgesprochen, mit – die niedrigste Bewertung, + – bedeutet Indifferenz; (++), (+) und (—), (–) sind Abstufungen. Die zweite Spalte gibt die Selbstbeurteilung der Patientin hinsichtlich der Aktualfähigkeiten wieder.

> Die Ansichten von zwei Menschen sind nie deckungsgleich und ihre Einschätzung fällt oft unterschiedlich aus.

Fünf Stufen der Konfliktverarbeitung

Ein Mensch sagt, und ist stolz darauf, er geht in seinen Pflichten auf.
Bald aber, nicht mehr ganz so munter, geht er in diesen Pflichten unter.

Eugen Roth

Metapher

Wer Blumen liebt, muss zunächst eine positive Beziehung zu ihnen haben. Die positive Beziehung allen reicht aber nicht aus, die Pflanze würde bald welken. Wer Blumen liebt, muss auch wissen, welche Blumen er bevorzugt. Wer Blumen liebt, muss wissen, was Blumen brauchen. Er muss ihnen Wasser und Nährstoffe, saubere Luft und Sonne gewähren. Aber auch dann können seine Blumen welken. Wer Blumen liebt, braucht Erfahrung und den Rat derer, die Erfahrungen gesammelt haben. Ihr Rat hilft, Fehler in der Pflege zu vermeiden, Wachstumsstörungen, Mangelerscheinungen oder Folgen der Überdüngung auszugleichen. Das Beispiel der Blume lässt sich sehr gut auf Partnerschaft und Familie übertragen.

1. Stufe der Beobachtung und Distanzierung

Auf dieser Stufe legt man, wenn möglich schriftlich, sich selbst Rechenschaft ab, worüber, wem gegenüber und wann man sich ärgert oder freut, und wie man darauf reagiert. Dies bedeutet, alle Gegebenheiten, die Störungen ebenso wie Fähigkeiten, zu berücksichtigen: positive Deutung der Beschwerden, Sprachbilder und Beispiele aus anderen Kulturen und aus anderen Lebenssituationen.

2. Stufe der Inventarisierung

Probleme in den letzten fünf Jahren, wie wurden Probleme verarbeitet?

Konfliktreaktionsmechanismen? Welchen Einfluss haben die Probleme und Beschwerden auf das allgemeine Wohlbefinden, den Beruf, den Partner, die Familie und andere zwischenmenschliche Beziehungen? Zukunftsperspektiven? Welche Bedeutung haben Körper und Gesundheit, Beruf und Arbeit, soziale Kontakte, gesellschaftliche Ereignisse, Sinnfragen und Zukunftsperspektiven für den Patienten und seine Familie?

Aktualfähigkeiten? Welche wirken makrotraumatisch? Werden Fähigkeiten in ihrer Entwicklung gehemmt, vernachlässigt, oder nur einseitig ausgeformt? Welche Auswirkungen zeigt dies unter psychodynamischen, familiendynamischen und sozialen Aspekten?

Vorbilddimensionen? »Reise in die Vergangenheit« oder die Wurzeln der Konflikte: Beziehung zu Vater, Mutter, Geschwistern und anderen Erziehungspersonen in der Kindheit; Zeit, Geduld, Vorbild der Eltern; Ehe der Eltern, Außenkontakte; »Lebensphilosophie« der Eltern, Familienmotto, Konzepte. Anhand eines Inventars der Aktualfähigkeiten (DAI) stellen wir fest, in welchen Verhaltensbereichen man selbst und der Partner positive Eigenschaften außer den kritisierten hat. Wir können damit einer Verallgemeinerung begegnen.

3. Stufe der situativen Ermutigung

Positive (konfliktarme) Anteile beim Partner und seiner Familie werden herausgeholt und kontinuierlich ermutigt: Welche positiven Aspekte haben diese Ereignisse bei Ihnen und Ihrer Umgehung gehabt? Wie haben Sie die bisherigen Ereignisse und Probleme verarbeitet?

4. Stufe der Verbalisierung

Probleme und nicht erlebte Bereiche werden konkretisiert und verbalisiert: Familiengruppe, Partnergruppe, Berufsgruppe. Welche Probleme sind noch zu verarbeiten? Um aus der Sprachlosigkeit oder der Sprachverzerrung des Konflikts herauszukommen, wird schrittweise die Kommunikation mit dem Partner nach festgelegten Regeln trainiert. Man spricht sowohl über die positiven als auch über die negativen Eigenschaften und Erlebnisse.

5. Stufe der Zielerweiterung

Ziele in den nächsten fünf Jahren werden anhand der vier Bereiche der Konfliktverarbeitung eruiert und durchgearbeitet. Die Einengung des Gesichtsfeldes wird gezielt abgebaut. Man lernt, den Konflikt nicht auf andere Verhaltensbereiche zu übertragen: Was haben die Partner durch die bisherigen Konflikte gelernt? Welche Ziele haben Sie und Ihr Partner in den nächsten fünf Jahren (nennen Sie bitte fünf Punkte)? Was würden Sie machen, wenn Sie keine Probleme mehr hätten? Im Rahmen des fünfstufigen Vorgehens werden Geschichten und Lebensweisheiten gezielt eingesetzt. Durch Geschichten lernen die Partner alternative Denkweisen, angemessenes und konfliktarmes Alternativverhalten kennen. Sie unterstützen den Abbau innerer Widerstände und erleichtern die Durchführung der Selbsthilfe, was die psychotherapeutischen Maßnahmen ergänzt.

Neue Anregungen

Bei partnerschaftlichen und familiären Problemen zeigte sich schon nach einer kurzen Zeit (nach 6 bis 10 Sitzungen) Einsicht in die partnerschaftlichen und familiären Konfliktmechanismen und damit einhergehend eine erhebliche Besserung der Beschwerden oder Heilung.

> Man soll den Wert des Menschen nicht nach den großen Eigenschaften betrachten, die er hat, sondern nach dem Gebrauch, den er von ihnen macht.
>
> *François La Rochefoucauld*

Partnerschaft heute

Die Welt, obgleich wie wunderlich,
ist gut genug für dich und mich.

Wilhelm Busch

Lohn der Sauberkeit

Während einer Geschäftsreise ihres Mannes hatte eine als Putzteufel bekannte Frau nichts anderes zu tun, als jedem Staubkörnchen in der Wohnung hinterherzulaufen und jedes Möbelstück zu polieren, bis es glänzte. Auch den tönernen Spucknapf in der Ecke. Über all der Putzarbeit vernachlässigte sie sich völlig und lief herum wie eine Schlampe. Als endlich der Ehemann zurückkehrte, überkam ihn das Bedürfnis, auszuspucken und seinen Hals vom Staub der Reise zu befreien. Suchend blickte er um sich, um die schmutzige Ecke zu finden, in der er spucken könnte. Aber alles glänzte vor Sauberkeit. So blieb ihm nichts anderes übrig, als seiner Frau ins Gesicht zu spucken.

Fallbeispiele

»Bedrückt und hilflos machen mich viele Dinge: Umweltprobleme, Ungerechtigkeit in der Welt, Rassenfragen, Scheidungen, unmenschliches Verhalten und Teilnahmslosigkeit untereinander, Hunger, Krieg. Ich versuche, im Rahmen meiner kleinen Möglichkeiten zu helfen, aber das verändert nicht genug. Dann muss ich oft an einen afrikanischen Spruch denken:

Viele kleine Leute an vielen kleinen Orten, die viele kleine Dinge tun, werden das Angesicht der Erde verändern.«

Manche Leser mag es verwundern, dass wir Probleme der Partnerschaft und der Familie in einem Atemzug mit Problemen der Gesellschaft, der Kultur, der Politik, der Religion und der Weltanschauung nennen. Unsere Beobachtungen und praktischen Erfahrungen zeigen uns immer wieder, dass nicht nur die Partner die Umwelt beeinflussen, sondern auch die Umwelt die Partnerschaft beeinflusst. Unter Partnerschaft verstehen wir eine engere Beziehung, also eine Freundschaft, eine Ehe oder eine Arbeitsgemeinschaft, in der es auf die zwischenmenschlichen Kontakte ankommt. Überdauernde Interessen, vielleicht gemeinsame Ziele, auf jeden Fall aber emotionale Beziehungen kennzeichnen die Partnerschaft allgemein. Wir werden täglich mit kollektiven gesellschaftlichen Problemen konfrontiert und reagieren mit unterschiedlicher emotionaler Beteiligung.

Scheidung, weil kein erfahrener Berater zu Verfügung stand!

»Die Scheidung tut mir sehr Leid. Genau wie wohl 90 Prozent aller Trennungen wäre auch sie nicht notwendig gewesen. Hätte zur rechten Zeit ein geeigneter Berater zur Verfügung gestanden, hätte er uns dabei geholfen, zu differenzieren und den Konflikt distanziert zu betrachten, ohne dass wir dazu die Ehe hätten aufgeben müssen – wir wären wohl heute noch glücklich verheiratet. Aber damals war nur ein Gedanke maßgebend: ›Raus aus der Verantwortung, aus der Verpflichtung, mit dem anderen auskommen zu müssen.‹ Einen ernsthaften Versuch, die Wurzel des Konfliktes zu finden und ihn zu lösen, haben wir nicht unternommen. Dazu fehlte es an Reife und Erfahrung. Das frühe Zusammenseinmüssen, die fehlende Unbekümmertheit und Freiheit der zum Teil verlorenen Jugend hatten den Blick für jede objektive und differenzierende Betrachtung verstellt. Heute, nach mehr als fünf Jahren Trennung und weiteren schmerzlichen Erfahrungen, bin ich endlich bereit, einen Fehler, zumindest einen voreiligen Schritt einzugestehen. Heute werde ich – hoffentlich – auch mit einem solchen Konflikt anders umgehen. Die Scheidung tut mir Leid, ja, aber das darf nicht dazu führen, zu resignieren oder in Sack und Asche zu gehen, denn: Da der erfahrene Berater nicht zur Verfügung stand und unsere Erfahrung nicht ausreichte, diese Konflikte gemeinsam zu lösen, war die durch die Trennung ausgelöste Krise unbedingt notwendig, um zu diesen Einsichten zu gelangen. Es ist nun wichtig, begangene Fehler zu akzeptieren und den Blick nach vorn zu richten. Hier liegt für uns alle drei die Chance, das Gelernte hoffnungsvoll in die Zukunft zu investieren.« (Bericht eines 48-jährigen Geschäftsmannes mit psychosomatischen Beschwerden)

Ratlosigkeit und Hoffnung: Warum ist das so?

Weil man das Symptom behandelt und nicht den Menschen – weil man sich zwar mit der Form der Konflikte (Konfliktdynamik), nicht aber mit deren Inhalt (Konfliktinhalt) beschäftigt – weil Therapeut und Patient verschiedene Sprachen sprechen – weil viele Psychotherapeuten sich untereinander kaum mehr verständigen können (einseitige Behandlungsmethoden) – weil für manche Therapeuten aufgrund ihrer Ausbildung und »Lebensphilosophie«, unbemerkt, Trennung und Scheidung die einzigen Möglichkeiten zur »Selbstverwirklichung« sind. Damit ist das Problem nur vorübergehend gelöst. Der Patient kann die Vergangenheit nicht als Spiegel der Zukunft nutzen – weil Partnerschaftsprobleme nicht im Gesamtzusammenhang der Lebenssituation und des sozialen Umfeldes gesehen werden.

Was ist zu tun?

Die Konflikte können konkret, von ihren jeweiligen Inhalten her angegangen werden. Partnerschaft sollte nicht nur im engen Sinn als Zweierbeziehung, sondern auch im erweiterten und umfassenden Sinn verstanden werden. Selbsthilfe betrifft den Umgang mit seelischen, sozialen und psychosomatischen Störungen, soweit er im außertherapeutischen Bereich geschieht. Die Selbsthilfe ist die ursprüngliche Form der Konfliktbewältigung, die leider bisher noch nicht genügend in dieser Bedeutung gewürdigt wurde. Lange bevor Psychotherapie sich als eigene Institution entwickelte, halfen sich Menschen im Rahmen einer Selbsthilfe. Das Selbsthilfethema umfasst eine Reihe von Unterthemen: Allgemeine Selbsthilfe, Selbsthilfe bezogen auf bestimmte Berufsprobleme (z. B. Ärztegruppen, Lehrergruppen, Juristengruppen, Gruppen mit Führungskräften etc.), Selbsthilfemaßnahmen in der Familie (Familiengruppen, Partnergruppe) und der Umgang mit konkreten Problemsituationen. Die Psychotherapie muss aus dem Elfenbeinturm heraustreten und von dem Ruch der Geheimwissenschaft befreit werden. Wir legen besonderen Wert auf die Zusammenarbeit zwischen Ärzten, Psychologen, Familientherapeuten, Sozialarbeitern, Pädagogen und Rechtsanwälten. Bevor man das Urteil »Wir passen nicht zusammen!« fällt und die Scheidung einreicht, sollte man sich fragen: »Welche Hilfe von außen wurde bis jetzt in Anspruch genommen?« Ziel ist es, mehr Beratungsstellen, Therapiezentren und Tageskliniken einzurichten, in denen die Partner und die Angehörigen ihre Fähigkeiten und Chancen zur Zusammenarbeit erkennen und ihre Konflikte aufarbeiten können. Der Fall des erfolgreichen, aufgeschlossenen Geschäftsmannes zeigt, wie notwendig solche Angebote sind.

Belastende Lebensereignisse und Konflikte

Bestimmte Lebensereignisse, z. B. berufliche Veränderungen, Umzug, Todesfall etc., gelten weithin als besonders belastend. Wenige bekannt ist, dass auch viele Kleinigkeiten, wie z. B. Unpünktlichkeit des Partners, Zugverspätung, Unzuverlässigkeit und Ungerechtigkeit des Partners oder eines Mitarbeiters, zu Verletzungen (*Mikrotraumen*) führen und krank machen können. Individuell können die einzelnen Stressfaktoren natürlich sehr unterschiedlich stark empfunden werden. Doch ein Leben ohne Stress ist in den Industrienationen kaum vorstellbar. Dies gilt gleichermaßen für den privaten wie auch für den geschäftlichen Bereich. Der Tod des Partners ist, wie Befragungen ergeben haben, der größte Stressfaktor. Als sehr starker Stress wird von den Befragten auch eine Scheidung empfunden. Auf den nächsten Plätzen folgen Stressfaktoren am Arbeitsplatz, nämlich Kündigung, neue Verantwortung und vergeblich erwarteter Aufstieg. Umzug und Urlaub schließen die Liste der wichtigsten Stressoren. Wie ein Mensch mit diesen Belastungen fertig wird, hängt von seiner Persönlichkeit und seinen Einstellungen und Haltungen zu den Grundfähigkeiten und Aktualfähigkeiten ab. Vor ihrem Hintergrund erhalten die äußeren Ereignisse ihr emotionales Gewicht. Der Mensch in seinen besten Jahren sorgt sich um nahezu alles – wie die Anzahl von Versicherungen beweist, die er abschließt. Er hat Angst, krank oder arbeitslos zu werden, erworbenen Besitz oder gewonnenen Einfluss zu verlieren. Gegen Ende der Berufslaufbahn überkommt den Menschen die Angst vor dem Altenteil, die Sorge, nicht mehr gebraucht zu werden, aus dem Kreis vertrauter Kollegen ausscheiden zu müssen, die Furcht, den gewohnten Lebensrhythmus schlagartig auf Null sinken zu sehen. Jeder neue Lebensabschnitt, jeder Übergang, jeder Einschnitt bringt unbekannte Risiken mit sich, die Ängste, Aggressionen und Depressionen hervorrufen können.

Neue Anregungen: Was meinen Sie?

Weltweiter Frieden und Zusammenarbeit der Völker sind der nächste Schritt in der Entwicklung auf diesem Planeten? Der Mensch benötigt Erziehung und Bildung, um seine Lebensbedingungen zu verbessern und seine Fähigkeiten zu entwickeln? Vorurteile der Nation, der Rasse, der Klasse, der Religion blockieren den Weg zum Frieden und sollten abgelegt werden? Die volle Gleichberechtigung zwischen Mann und Frau ist eine der wichtigsten Voraussetzungen für den Frieden? Das Bild des unverbesserlichen egoistischen Menschen ist veraltet? Der krasse Unterschied zwischen arm und reich ist ein Grund für die Instabilität in der Welt? Missverständnisse und engstirniges Eigeninteresse behindern die Beziehungen zwischen den Menschen in der Welt? Unsere Kinder haben ein natürliches Recht auf Frieden und Bewahrung der Natur?

Das Leben hat ein Ende, der Kummer nicht.

2. Die Entwicklung der Familientherapie

Jedes Zeitalter hat seine eigenen Probleme und jede Seele ihre besondere Sehnsucht.

Bahaì-Schriften

Die zwei Hälften des Lebens

Ein Mullah, stolzer Besitzer eines Kahns, lud den Schulmeister seines Dorfes zu einer Bootsfahrt auf dem Kaspischen Meer ein. Behaglich räkelte sich der Schulmeister unter dem Sonnendach des Bootes und fragte den Mullah: »Wie wird wohl heute das Wetter werden?« Der Mullah prüfte den Wind, blickte zur Sonne, runzelte die Stirn und sagte: »Wenn du mir fragst, wir kriegen Sturm.« Entsetzt rümpfte der Schulmeister die Nase und kritisierte: »Mullah, hast du nie Grammatik gelernt? Das heißt nicht mir, sondern mich.« Dafür hatte der so Getadelte nur ein Achselzucken übrig: »Was kümmert mir die Grammatik?« Der Schulmeister war verzweifelt: »Du kannst keine Grammatik. Damit ist die Hälfte deines Lebens vergeudet.« Wie es der Mullah vorausgesagt hatte, zogen am Horizont dunkle Wolken auf, ein starker Sturm peitschte die Wogen und das Boot schwankte wie eine Nussschale. Die Wellen ergossen riesige Wassermassen über das kleine Schiff. Da fragte der Mullah den Schulmeister: »Hast du jemals in diesem Leben Schwimmen gelernt?« Der Schulmeister antwortete: »Nein, warum sollte ich denn Schwimmen lernen?« Breit grinsend gab ihm der Mullah zur Antwort: »Damit ist jetzt dein ganzes Leben vergeudet, denn unser Boot ist gerade dabei zu sinken.«

Gesellschaftliche Veränderungen und das Menschenbild

Gesellschaftliche Bedingungen haben sich sprunghaft gewandelt, unzeitgemäße Vorstellungen bleiben zurück.

1. Vermehrung (um Christi Geburt 200 Mio., heute ca. 8 Mrd.)
2. Verstädterung (bäuerliche Gesellschaft, Stadtwohnung: dies schränkt Entfaltungsmöglichkeiten ein und schürt neue Konflikte: Häufigkeit der Kontakte zwar erhöht, Fähigkeiten mit ihnen umzugehen bleibt eingeschränkt)
3. Differenzierung (früher eine Person mit der Rolle des Häuptlings, Priesters, Richters, Arztes. Heute Funktionen voneinander getrennt. Auch Aufspaltung der Erziehungsfunktionen bringt Probleme mit sich)

4. Integration (nationale, ethnische und kulturelle Gruppen öffnen sich nach außen hin: transkulturelle Problematik)

Verschiebung der Werte im Sinne eines Funktionswandels (früher boten Moral und Religion Maßstäbe und Ziele für Erziehung und soziales Verhalten. Heute sind gesellschaftliche Gruppen und Institutionen Träger sozialer Normen).

Formen der Familie

1. Versorgungs- und Schutzgemeinschaft
2. Kernfamilie
3. erweiterte Familie
4. vollständige Familie
5. unvollständige Familien
6. funktionell unvollständige Familien
7. Großfamilie
8. Sippe (gemeinsame Verwandtschaft vereinigt)
9. Haushaltsfamilie (bäuerliche Gesellschaft, mit Mägden usw.)
10. Kleinfamilie oder individualistische Gattenfamilie
11. multikulturelle Familie.

Das familiäre Gleichgewicht

Die Familie ist eine Ganzheit. Ihre Mitglieder unterliegen den Veränderungen der Zeit (notwendige Entwicklungsabschnitte der Familie). Die Familie ist ein offenes soziales System, in welches fördernde und hemmende Faktoren von außen hineingetragen werden. Dies wirkt wiederum fördernd oder hemmend auf andere Systeme. Die Familie unterliegt Störungen, die aus ihrer eigenen Entwicklungsdynamik, aus den übernommenen Wertesystemen und aus der Konfrontation mit anderen Gruppen entstehen. Möglichkeiten, um in der Familie mit Normenkonflikten umzugehen: Ist es erlaubt, Wandlungsfähigkeit zu zeigen, oder ist das Festhalten an den vorgegebenen Normen Vorschrift?

Entwicklung der Familientherapie

Zunächst nur im Gegensatz zur Individualtherapie (beschäftigt sich mit »Einzelmenschen«).

Familiäre Heilungsprozesse: Erfahrene Familienmitglieder übernehmen die Aufgabe eines Beraters (lange vor der Industrialisierung).

Religiös-weltanschauliche Einflüsse: Die gesellschaftliche Ordnung gab den ideologischen Rahmen der familiären Selbsthilfe (Ehe erhalten, Eltern-Kind-Beziehung usw.).

Zur Notwendigkeit der Familientherapie: Band des gemeinsamen Blutes (emotionaler Nährboden für das Kind), Vater büßt an Autorität ein.

»(…) die ideale Mutter plant die Erziehung ihres Kindes nahezu wissenschaftlich (…). Ihre gesamte Einstellung zum Kind wird rational, selbst die Liebe wird gehandhabt wie ein Bestandteil pädagogischer Hygiene (…). Die Mutter hört auf, ein beschwichtigender Mittler zwischen dem Kind und der brutalen Realität zu sein, sie wird selbst noch zu deren Sprachrohr (…).«

Entmachtung der Familie, drohende Auflösung der Familie.

Der Arzt wird zum Fachmann mit der Aufgabe, mit den Problemen, Konflikten, Verhaltensauffälligkeiten und seelischen Krankheiten umzugehen.

Disziplin des Psychiaters: Er verliert die Beziehung zum familiären Geschehen. Die familiären Beziehungen werden in der Phantasie und in Übertragungsbeziehungen wirksam und die reale Familie bleibt ausgeschlossen. Wegbereiter der Familientherapie in der *Psychoanalyse* (Freud, kulturvergleichend und biographisch Erikson, Familientherapie Richter, Stierlin). Sie entwickelt sich auf der Grundlage von Kommunikationstheorie, Sozialpsychologie und Soziologie.

Familie als System: Kommunikationstheorie, Systemtheorie, Kybernetik, Selbstregulierende Systeme.

»Jedes Verhalten ist eine Kommunikationsform« (Watzlawick, Beavin, Jackson). »Familien, die einen oder mehrere Angehörige mit einem Verhalten aufweisen, das man traditionellerweise als pathologisch diagnostiziert, regulieren sich durch Transaktionen (Beziehungsmuster), die genau auf die Art dieser Pathologie zugeschnitten sind« (Selvini). Familienmitglieder sind Elemente eines Interaktionskreises. Gegenbeispiele können durch Symptomverschiebung unterbrochen werden (Baetson). Aufgabe ist es, das als unbeherrschbar und autonom empfundene System willentlich hervorzurufen.

Strukturelle Familientherapie (Minuchin 1977): Analyse der Zuordnung einzelner Subsysteme innerhalb des Familiensystems, Herausforderung von neu strukturierten Maßnahmen.

Beziehungstherapie (Speck 1973): Kernfamilie, Freunde, Angehörige.

Ökologischer Ansatz (Auerswald 1973): interdisziplinärer Ansatz. *Verhaltenstherapeutische Familientherapie:* Meist Individualtherapie, aber auch soziales Lernen, Belohnungs- und Bestrafungsmechanismen (Familie, Gruppe). »Statt ein schlecht angepasstes Verhalten mit Aufmerksamkeit und Besorgnis zu belohnen, können Familienmitglieder lernen, gegenseitig ein erwünschtes Verhalten anzuerkennen und zu billigen« (Libermann 1973). Soziale Verstärker, aber auch Lernen am Modell (Imitation und Identifikation)

Positive Psychotherapie und Familientherapie: pragmatischer, praxisorientierter Ansatz. Widersprüche zwischen Theorien sekundär. Gemeinsamkeiten und Ergänzungsmöglichkeiten unterschiedlicher Methoden im Vordergrund. Integration (in Beziehung setzen) anderer theoretischer und praktischer Ansätze als ergänzende und alternative Möglichkeiten. Die Familie als zentrale Bezugsgröße der Behandlung. Wesentlich ist das Mobilisieren von Selbsthilfepotentialen durch Geschichten und Lebensweisheiten.

Der positive Umgang mit Verlust, Trauer und Tod

Verzicht ist besser als Nachsicht.
»Der erste Trunk aus dem Becher der Naturwissenschaft macht atheistisch, aber auf dem Grund des Bodens wartet Gott.«

Werner Heisenger

Die drei Fische

In einem Teich lebten drei Fische. Eines Tages blieben auf dem Wehr über ihnen Fischer stehen. »Der Teich ist voller Fische«, sagten sie, »wie müssen ihn morgen leer fischen!« Die drei Fische vernahmen das. Der erste wurde nachdenklich, dann sagte er: »Was Du heute kannst besorgen, dass verschiebe nicht auf morgen!« Noch am selben Tag schwamm er zum Wehr, und durch ein Loch im Wehr floh er in den Bach. Der zweite Fisch machte sich wegen der Reden der Fischer nicht allzu viele Gedanken. »Der Morgen ist klüger als der Abend«, sagte der sich, und erst am nächsten Morgen begann er, das Loch im Wehr zu suchen, doch er fand es nicht mehr, denn die Fischer hatten es zugestopft. »Es steht schlecht«, sagte sich der Fisch, »doch es ist noch nicht aller Tage Abend, ich darf nur nicht den Kopf verlieren«. Er schwamm an die Oberfläche und ließ sich mit dem Bauch nach oben treiben, als wäre er tot. Als ihn die Fischer sahen, warfen sie ihn ans Ufer, damit ihn die Vögel fressen konnten. Dann senkten sich ihre Netze in den Teich. Der Fisch schnellte nun herum und sprang in den Bach. Er war gerettet. Der dritte Fisch kümmerte sich überhaupt nicht um die Reden der Fischer. »Es ist bisher irgendwie gegangen, es wird auch irgendwie weitergehen!«, sagte er sich so lange, bis sich das Netz ganz um ihn zusammengezogen hatte. Und so fingen ihn die Fischer, töteten ihn und verkauften ihn auf dem Markt.

Fallbeispiel: Existenzielle Ängste und Hoffnungslosigkeit

Wir alle lernen unterschiedlich, mit Problemen und Konflikten umzugehen. Es kommt darauf an, wie wir ein Problem sehen, deuten und bewerten. Dies hängt von Konzepten, Weltanschauungen, Lebensphilosophien, Ethik, Moral und im weitesten Sinne von den jeweiligen religiösen Werten ab, die wir erfahren haben. Wie ich zum Beispiel auf den Tod meiner Mutter reagiere, hängt davon ab, wie ich zu Sterben und Tod stehe und wie ich gelernt habe, damit umzugehen. Und ob ich zum Beispiel den Tod als eine Fortentwicklung oder als Vernichtung empfinde. Wenn ich in diesem Tod keinen Sinn sehe, werde ich mutlos und hoffnungslos. Mangelnde Alternativen führen zu mangelnden Zukunftsperspektiven. Daraus können sich existenzielle Ängste entwickeln.

Soziale Ängste und Depressionen

Je nachdem, ob ich gelernt habe, bei Problemen mit anderen Menschen zu sprechen, oder ob ich der Meinung bin, ich müsse mit meinen Problemen allein fertig werden, ob in meiner Umgebung und Kultur ein Thema offen angesprochen werden kann oder tabuisiert ist, werde ich entweder sozial stabilisiert oder isoliert. So kann ich beim Tod meiner Mutter nach dem Motto »geteiltes Leid ist halbes Leid« durch Anteilnahme von Verwandten, Freunden, Bekannten und anderen Menschen das Gefühl der Geborgenheit empfinden, oder ich bitte darum, »von Beileidsbesuchen Abstand zu nehmen«, weil ich nach dem Motto »jeder muss mit seinem Schicksal allein fertig werden!« versuche, mein Leid selbst zu tragen. Andererseits kann ich in die Geselligkeit fliehen und dadurch in emotionale Abhängigkeit geraten; wenn dann einmal niemand zur Verfügung steht, bin ich fix und fertig und sehe keinen Sinn mehr in meinem Leben.

Versagensängste und Stress

Je nachdem, wie meine Zukunftsperspektiven und meine soziale Akzeptanz ausgeprägt sind, bin ich mehr oder weniger in der Lage, die Funktionen meines Verstandes, die mit dem Lösen von Problemen zu tun haben und damit der Realitätsprüfung dienen, sinnvoll einzusetzen. Für die Aktualfähigkeiten Fleiß/Leistung und damit für mein berufliches Tun sind Denken und Verstand zentrale Funktionen, denn erst sie ermöglichen es, die Leistung zu optimieren. Dies hat Einfluss darauf, ob ich mit meinem Beruf zufrieden oder unzufrieden bin, ob ich die Flucht in die Arbeit oder die Flucht vor Leistungsanforderungen wähle und umgekehrt. Wie ich beispielsweise den Tod meiner Mutter verarbeite, hängt auch davon ab, ob ich mich mit meinem Beruf identifiziere und einen Sinn in ihm sehe oder nicht.

Vitale Ängste und Risikofaktoren

Die Aufarbeitung von existenziellen Ängsten, von sozialen Ängsten und von Versagensängsten hängt einerseits von meiner körperlichen Konstitution ab, andererseits von meinem Körper-Ich-Gefühl, davon, wie ich meinen Körper erlebe und wie ich mit ihm umgehe (Ästhetik, Sport/Bewegung, Essverhalten, Schlaf-Wach-Rhythmus, Sexualität, Körperkontakt, Verhalten bei Krankheit).

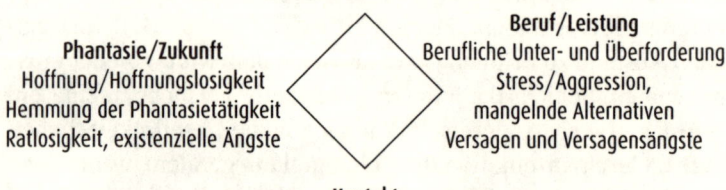

Körper/Sinne
Risikofaktoren, psychosomatische Störungen, vitale Ängste

Phantasie/Zukunft
Hoffnung/Hoffnungslosigkeit
Hemmung der Phantasietätigkeit
Ratlosigkeit, existenzielle Ängste

Beruf/Leistung
Berufliche Unter- und Überforderung
Stress/Aggression,
mangelnde Alternativen
Versagen und Versagensängste

Kontakt
Soziale Isolierung, soziale Ängste, Hemmungen, Depressionen

Vier Formen der Angst und Depression

Neue Anregungen

Jeder Mensch greift bei Problemen auf diese vier Formen der Konfliktverarbeitung zurück. Nach dem Konzept der Positiven Psychotherapie ist nicht derjenige Mensch gesund, der keine Konflikte hat, sondern derjenige, der gelernt hat, mit den auftretenden Konflikten angemessen umzugehen. Angemessen bedeutet dabei, keinen der vier Lebensbereiche (Körper, Leistung, Kontakt, Phantasie) zu vernachlässigen. Sondern seine Energie (nicht unbedingt die Zeit!) annähernd gleichmäßig auf die vier Bereiche zu verteilen. Bildlich gesprochen entsprechen die vier Bereiche einem Reiter, der motiviert (Leistung) einem Ziel zustrebt (Phantasie). Er braucht dazu ein gutes und gepflegtes Pferd (Körper) und für den Fall, dass dieses ihn einmal abwerfen sollte, Helfer, die ihn beim Aufsteigen unterstützen (Kontakt). Nach meiner Beobachtung stehen in Europa und Nordamerika als Formen der Konfliktverarbeitung die Bereiche »Körper« und »Leistung« im Vordergrund, während sich im Orient die Tendenz zeigt, den »Kontakt« und die »Phantasie« höher zu bewerten. Trotz dieser Tendenz erlebt jeder die Welt auf seine Weise und entwickelt seine eigenen, der Einzigartigkeit seiner Persönlichkeit entsprechenden Reaktionsformen. Im persönlichen Bereich kommen Einseitigkeiten in den vier Qualitäten des Lebens in den vier Fluchtreaktionen zum Ausdruck: Man flieht in die Krankheit (Somatisierung im Sinne von Risikofaktoren und somatoformen Störungen), in die Aktivität und Leistung (Rationalisierung im Sinne von Belastungs- und Anpassungsstörungen), in die Einsamkeit oder in die Geselligkeit (Idealisierung oder Herabsetzung im Sinne von affektiven Störungen und Veränderungen des Sozialverhaltens) und in die Phantasie (Verleugnung im Sinne von Ängsten, Phobien, Panikattacken und wahnhaften Störungen).

Fünf Stufen der Trauerarbeit – Vorgehensweise

1. Stufe: Welche Ereignisse? – Wie haben Sie davon gehört? – Von wem haben Sie davon gehört? – Welche Erfahrungen (positiv und negativ)?
2. Stufe: Unterschied zwischen Tod und Sterben (Situationsanalyse) – Beispiel: Kerze geht aus, bestimmtes Schicksal (Tod), Kerze geht aus durch Windhauch, bedingtes Schicksal (beeinflussbares Schicksal) (Sterben) – Ängste, wie zu sterben – Wo, wie, wann – Bedeutung der vier Bereiche und Besprechung der Grundkonflikte (vier Bereiche im Elternhaus): erster Todesfall, wie ist man damit in der Familie umgegangen? Usw.
3. Stufe: Wie wollen Sie beerdigt werden? – Wie alt wollen Sie werden? – Wie wollen Sie sterben (paradoxe Situation, provokativ)? – Wie wollen Sie beerdigt werden? – Waren Sie in letzter Zeit auf einer Beerdigung?
4. Stufe: Was sagen andere Leute zu dem Phänomen-Thema »Sterben und Tod«? – Modelle des Patienten, Bücher empfehlen (Lieblingsautor, Religion, Philosoph usw.)
5. Stufe: Testament hat zwei Teile: materiell und psychologisch – Was will ich denen, die es später lesen, mitteilen? – Ab und zu auf Beerdigungen gehen, auf Friedhöfe gehen, Gedenkfeier mit geistigem und geselligem Teil – Todestage feiern (der Großeltern usw.) – Was sind Ihre Lebensziele? – Für den Rest des Lebens? – In den nächsten 12 Monaten? – In den nächsten 5 Jahren? – Was würden Sie tun, wenn Sie nur noch 9 Monate zu leben hätten? – Was sollte dann im letzten Kapitel Ihres Buches stehen?

Für eine vertiefte Beschäftigung mit Trauerarbeit vergleiche den Fragebogen im nächsten Kapitel.

> »Nichts hindert uns, die Weltordnung der Naturwissenschaft und den Gott der Religionen zu identifizieren.«
> *Max Planck*

Fragebogen zu den vier Qualitäten des Lebens

Was man besonders gerne tut,
ist selten ganz besonders gut.

Wilhelm Busch

Wenn Sie die folgenden Fragen schriftlich beantworten, gewinnen sie einen Einblick in die vier Qualitäten des Lebens und ihre Einseitigkeiten und Beschwerden.

Fragen zum ersten Bereich der Konfliktverarbeitung: Körper

Pathogenetisch: Die Fähigkeit, die Körpersprache nicht wahrzunehmen

1. Welche körperlichen Beschwerden haben Sie, welche Organe sind betroffen?
2. Wie beurteilen Sie Ihr Aussehen?
3. Empfinden Sie Ihren Körper als Freund oder Feind?
4. Ist es für Sie wichtig, dass Ihr Partner gut aussieht?
5. Welche der fünf Sinne haben für Sie größere Bedeutung?
6. Auf welches Organ schlägt sich bei Ihnen der Ärger?
7. Wie reagiert Ihr Partner (Ihre Familie) wenn Sie krank sind?
8. Wie verhalten Sie sich, wenn Ihr Partner krank ist?
9. Brauchen Sie viel oder wenig Schlaf?
10. Welchen Einfluss haben Krankheiten auf Ihr Lebensgefühl und Ihre Beziehungen zur Zukunft?
11. Legt man in Ihrer Familie Wert auf gutes Aussehen, sportliche Betätigung und körperliche Gesundheit?
12. Wer hat Sie gestreichelt, geküsst oder war zärtlich zu Ihnen?
13. Wurde bei Ihnen zu Hause auf gutes und reichhaltigen Essen großen Wert gelegt? Was war das Motto?
14. Wie reagierten Ihre Eltern, wenn Sie mit Ihrem eigenen Körper spielten (z. B. Daumenlutschen, Selbstbefriedigung usw.)?

15. Wie wurden Sie bestraft (Schläge, Schimpfen, Beängstigung, Schreien, Essensentzug, Liebesentzug usw.)?
16. Mussten Sie trotz Krankheit lange auf den Beinen bleiben?
17. Wenn Sie krank waren, mussten Sie sich sofort ins Bett legen?
18. Wer hat Sie gepflegt?
19. Nennen Sie Beispiele und Situationen.

Salutogenetisch: Die Fähigkeit, den Körper lustvoll zu erleben

1. Legen Sie Wert auf Körperpflege, auf Ihre Kleidung, Ihre Frisur?
2. Halten Sie sich durch Gymnastik, Wandern, Schwimmen oder eine andere Sportart fit?
3. Atmen Sie öfter einmal tief durch?
4. Können Sie sich durch autogenes Training, Yoga oder andere Übungen lockern und entspannen?
5. Achten Sie auf Art und Menge Ihrer Ernährung?
6. Ist das Essen für Sie eine Gelegenheit, Kontakte zu pflegen oder anzuknüpfen?
7. Halten Sie sich an Ihre Diätvorschriften?
8. Wie ist Ihre Verdauung?
9. Haben Sie einen bestimmten Rhythmus bezüglich des Schlafens (Zeit des Zubettgehens, Aufstehens)?
10. Legen Sie Wert auf Körperkontakt und Zärtlichkeit? Mit wem haben Sie diese Art von Kontakten?
11. Haben Sie auch sexuelle Kontakte, oder haben Sie keine Gelegenheit, Neigung mehr dazu?
12. Was tun Sie, wenn Sie Schmerzen haben? Nehmen Sie Medikamente? Entspannen Sie sich? Verhalten Sie sich eher aktiv oder passiv?

Fragen zum zweiten Bereich der Konfliktverarbeitung: Leistung

Pathogenetisch: Die Fähigkeit, sich durch Über- oder Unterforderung im Beruf in Stress zu bringen

1. Welche Tätigkeiten würden Sie gerne ausüben? Sind Sie mit Ihrem Beruf zufrieden?
2. Welche Tätigkeiten bereiten Ihnen Schwierigkeiten?
3. Ist es für Sie sehr wichtig, in Ihren Leistungen immer gut abzuschneiden?
4. Wo liegen Ihre Interessensschwerpunkte (körperliche, intellektuelle, künstlerische Tätigkeiten, Verwaltungsaufgaben usw.)?
5. Fällt es Ihnen leicht, die Leistungen Ihres Partners, Ihrer Kinder anzuerkennen (z.B. gefällt Ihnen seine Tätigkeit nicht oder die Tatsache, dass er Sie dadurch vernachlässigt)?
6. Halten Sie sich (Ihren Partner) für intelligent?
7. Wenn Sie einen Menschen beurteilen: Wie wichtig sind für Sie seine Intelligenz und sein soziales Prestige?
8. Fällt es Ihnen manchmal schwer, Entscheidungen zu treffen?
9. Worin engagieren Sie sich mehr; im Beruf oder in der Familie?
10. Fühlen Sie sich auch wohl, wenn Sie einmal nichts zu tun haben?
11. Wer von Ihren Eltern legte mehr Wert auf Leistung?
12. Wer von Ihren Angehörigen hat mit Ihnen gespielt?
13. Wer hat sich um Ihre Schularbeiten gekümmert?
14. Wenn Sie Fehler machten, wie wurden Sie bestraft?
15. Haben Ihre Eltern Ihnen gesagt, *warum* Sie etwas tun sollten?
16. Hatten Ihre Eltern Verständnis für Ihre Interessensgebiete?
17. Welche Erlebnisse sind typisch für Ihre Schulzeit?
18. Wie wurden Sie für gute Leistungen belohnt?
19. Belegen Sie Ihre Antworten durch Beispiele.

Salutogenetisch: Die Fähigkeit, seine Leistungsgrenzen zu steuern

1. Womit beschäftigen Sie sich in Ihrer Freizeit?
2. Haben Sie ein Hobby?

3. Fühlen Sie sich noch in der Lage, eine »nützliche« Tätigkeit auszuüben?
4. Haben Sie Lust, etwas Neues anzufangen (z. B. eine Sprache zu erlernen, eine handwerkliche Kunst wie Töpfern, Emaillieren, Batiken)?
5. Könnten Sie anderen bei Ihren schulischen, beruflichen Problemen aus Ihrer Erfahrung beratend oder helfend zur Seite stehen (z. B. Kindern bei den Schulaufgaben helfen)?
6. Können Sie etwas »organisieren« (z. B. eine Reise, eine Ausstellung, einen Diavortrag)?

Fragen zum dritten Bereich der Konfliktverarbeitung: Kontakte

Pathogenetisch: Die Fähigkeit, durch zu viel oder zu wenig emotionales Engagement depressiv zu reagieren

1. Wer von Ihnen ist kontaktfreudiger?
2. Wer von Ihnen möchte lieber Gäste im Haus haben?
   Was könnte Sie eher davon abhalten, Gäste einzuladen: dass man zu wenig Zeit hat; dass Gäste Geld kosten; dass Gäste Unordnung machen; dass man auf manche Gäste warten muss; dass man meint, Gästen nicht genügend bieten zu können usw.?
4. Wie fühlen Sie sich, wenn Sie in einer Gesellschaft unter vielen Menschen sind?
5. Bei welchen Menschen fällt es Ihnen schwer, Kontakt aufzunehmen?
6. Was fällt Ihnen leichter: Kontakte aufzunehmen oder aufrechtzuerhalten?
7. Fällt es Ihnen schwer, lieb gewonnene Gewohnheiten aufzugeben?
8. Welche Bedeutung hat für Sie die Tradition?
9. Halten Sie an familiären (religiösen, politischen) Traditionen fest?
10. Nehmen Sie besondere Rücksicht darauf, was die anderen Leute denken könnten?
11. Wer von Ihren Eltern war kontaktfreudiger?

12. Hatten Sie als Kind viele Freunde oder waren Sie eher iso-
    liert?
13. Wenn Ihre Eltern Gäste hatten, durften Sie dabei sein und
    mitsprechen?
14. An wen konnten Sie sich wenden, wenn Sie Probleme hat-
    ten?
15. Halten Sie den Kontakt zu Verwandten für wichtig?
16. Hatten Sie viele Spielkameraden oder spielten Sie eher al-
    lein?
17. Legten Ihre Eltern viel Wert auf gutes Benehmen und Höf-
    lichkeit?
18. Welche Erlebnisse verbinden Sie mit diesen Fragen?

*Salutogenetisch: Die Fähigkeit, Beziehungen aufzunehmen und
zu pflegen*
1. Auf welche »Aktualfähigkeiten« legen Sie bei Menschen, zu
   denen Sie Kontakt haben oder aufbauen möchten, besonderen Wert: Ordnung, Sauberkeit, Pünktlichkeit, Höflichkeit,
   Ehrlichkeit, Fleiß, Zuverlässigkeit, Sparsamkeit, Gehorsam,
   Gerechtigkeit, Treue, Geduld, Zeit, Kontakt, Vertrauen, Hoffnung, Zärtlichkeit, Sexualität, Religion?
2. Welche dieser Aktualfähigkeiten sind für Sie »allergische
   Punkte«, die Kontakte erschweren oder verhindern?
3. Wo haben Sie diese Einstellungen »gelernt«, wer hat Sie Ihnen vermittelt?
4. Wie sind Ihre Kontakte zu Ihren Angehörigen?
5. Können Sie alte Kontakte wieder aufleben lassen, indem Sie
   selbst die Initiative ergreifen?
6. Können Sie sich mit anderen Menschen zusammentun, die
   einsam sind, und etwas zusammen unternehmen oder ins Leben rufen (einen Club für gemeinsame Hobbys)?
7. Können Sie durch Kontaktangebote etwas für andere Menschen tun (z. B. Schulaufgaben von Kindern berufstätiger Eltern betreuen, Babysitten usw.)?
8. Beteiligen Sie sich am Vereinsleben, an Bürgerinitiativen, in
   einer Kirchengemeinde, in einer Partei usw.?

Fragen zum vierten Bereich der Konfliktverarbeitung: Phantasie/Zukunft

Pathogenetisch: Die Fähigkeit, die Gefahren des Lebens durch ein Vergrößerungsglas zu betrachten

1. Wer von Ihnen legt mehr Wert auf Phantasie?
2. Haben Sie oft gute Einfälle?
3. Ist Ihnen manchmal die Phantasie lieber als die Wirklichkeit?
4. Womit beschäftigen Sie sich in Ihren Phantasien: mit dem Körper (Sexualität, Schlaf, Sport), dem Beruf (Erfolge, Misserfolge), dem Kontakt mit anderen Menschen, der Zukunft (Wunschvorstellungen, Utopien, Weltanschauung, Religion)?
5. Hängen Sie gern der Vergangenheit nach?
6. Denken Sie manchmal daran, wie das Leben mit einem anderen Partner wäre, wie es wäre, einen anderen Beruf zu haben usw.?
7. Welche Eigenschaften Ihres Partners haben in Ihren Phantasien die größte Bedeutung?
8. Befassen Sie sich gern mit der Zukunft? Lesen Sie gern utopische Literatur?
9. Haben Sie schon einmal mit dem Gedanken gespielt, Selbstmord zu begehen?
10. Wenn Sie eine Woche lang mit jemandem den Platz tauschen könnten, mit wem würden Sie tauschen? Warum?
11. Wenn Sie einen Tag lang unsichtbar wären, wie würden Sie diese Zeit nutzen?
12. Welchen Menschen würden Sie zu Ihrem Vorbild wählen?
13. Können Sie sich noch an Phantasien erinnern, die Sie in Ihrer Kindheit hatten?
14. Wer von Ihren Angehörigen hatte mehr Verständnis für Phantasien und Träumereien?
15. Mit wem können (konnten) Sie am besten Ihre Träume ausspinnen?
16. Welche Beziehung haben Sie zur Kunst (Malerei, Musik, Literatur)? Malen Sie selber? Was drücken Ihre Bilder aus?
17. Wie stellen Sie sich das Leben nach dem Tod vor?

18. Welche Situationen fallen Ihnen zu den gestellten Fragen ein?

Salutogenetisch: Die Fähigkeit, sich die nahe und ferne Zukunft hoffnungsvoll zu gestalten

1. Womit beschäftigen Sie sich vorwiegend in Ihrer Phantasie: mit Ihrem Körper, Ihrem (ehemaligen) Beruf, Möglichkeiten des Kontakts, philosophisch-weltanschaulichen Fragen?
2. Haben Sie Pläne für Ihre Gegenwart und Zukunft, die Sie in Angriff nehmen können?
3. Beschäftigen Sie sich, aktiv oder passiv, mit Musik, Malerei, Plastik, Literatur? Wer ist Ihr Lieblingsautor?
4. Welche Rolle spielt die Religion in Ihrem Leben?
5. Was ist der Sinn Ihres Lebens? Der Sinn von Gesundheit und Krankheit?
6. Setzen Sie sich mit der Frage des Todes auseinander?
7. Gibt es für Sie ein Leben nach dem Tod?
8. Tun Sie etwas für Ihre Umwelt (Luft, Boden, Pflanzen, Tiere) oder können Sie sich für Ihre Umwelt engagieren?
9. Beschäftigen Sie sich mit Fragen der Politik?
10. Ist für Sie der Weltfrieden ein erreichbares Ziel? Was können Sie dafür tun?
11. Wie denken Sie über die Frage der Einheit der Menschheit? Ist sie für Sie ein Ziel? Wie kann sie realisiert werden?
12. Akzeptieren Sie Ihre Beschwerden auch als Chance, bisher nicht erlernte Bereiche (Körper/Sinne, Leistung, Kontakt, Phantasie/Zukunft) zu entwickeln?

Spezielle Fragen zu unbewussten Motiven

Pathogenetisch und salutogenetisch

1. Kommt es öfter vor, dass Sie sich im Nachhinein ärgern, wenn Sie etwas getan haben?
2. Wenn jemand Sie enttäuscht, ziehen Sie sich dann ganz und gar von ihm zurück?
3. Kommt es manchmal vor, dass Sie bei sich Eigenschaften finden, die Sie von Ihrem Partner oder von Ihren Eltern kennen?

4. Machen Sie die Probleme und Schwierigkeiten Ihres Partners zu Ihren eigenen?
5. Kommt es vor, dass Sie Ihren Ärger auf die Kinder oder einen unbeteiligten Partner übertragen (Situation und Inhalt)?
6. Wie fühlen Sie sich, wenn Sie von Unfällen, Katastrophen oder Todesfällen hören?
7. Träumen Sie häufig, wenn ja, wovon, und wie fühlen Sie sich dabei?
8. Geschieht es öfter, dass Sie etwas vergessen oder etwas sagen, was Sie eigentlich nicht wollten?
9. Passiert es Ihnen häufig, dass Sie denselben Fehler immer wieder machen?
10. Können Sie sich gut konzentrieren oder haben Sie damit Schwierigkeiten (Situationen)?
11. Meinen Sie, dass Unbewusstes Einfluss auf Ihr Verhalten und Erleben nimmt?

Das Beste zu wissen und nicht zu tun, heißt, das Beste nicht zu wissen.

Immanuel Kant

3. Womit beschäftigt sich die Positive Psychotherapie und Familientherapie?

Eigene Erfahrungen sind teuer.
Fremde Erfahrungen sind kostbar.

Positive Psychotherapie

Ratlosigkeit als Ausdruck der Einseitigkeit

Willst du das Land in Ordnung bringen,
musst du erst die Provinzen in Ordnung bringen.
Willst du die Provinzen in Ordnung bringen,
musst du die Städte in Ordnung bringen.
Willst du die Städte in Ordnung bringen,
musst du die Familien in Ordnung bringen.
Willst du die Familien in Ordnung bringen,
musst du die eigene Familie in Ordnung bringen.
Willst du die eigene Familie in Ordnung bringen,
musst du dich in Ordnung bringen.

Sinn und Sinnverlust

Die orientalische Weisheit beinhaltet ein Grundproblem jeder Sinnerfüllung, sei es der Versuch, gesellschaftliche Verhältnisse zu ändern und konkrete Lebensbedingungen zu bessern, das zwischenmenschliche Zusammenleben zu gestalten, auf Partnerschaft und Familie einzuwirken oder die Gesundheit einzelner Menschen zu fördern: je nach dem, was als primär angesehen wird, richtet sich das Augenmerk auf politische Entwicklungen, die Veränderungen der Gesellschaft, die Wandlung der zwischenmenschlichen Beziehungen, die Familie, den einzelnen Menschen. Jede dieser Zielrichtungen setzt eine ideologische, weltanschaulich begründete Entscheidung voraus und geht von konkreten Konzepten aus, die geschichtlich, kulturell und von speziellen Interessen geprägt sind. Obwohl kaum ein Unterschied im Wunsch besteht, Störungen, Schwierigkeiten, Missverständnisse und Sinnlosigkeiten zu lösen, geraten die Vertreter der verschiedenen Lösungswege miteinander in Widerspruch.

Ratlosigkeit und Hoffnung

Tatsache ist, dass wir in unserer Kommunikation heute eine weltweite Krise vorfinden, die das Ausmaß einer Epidemie annimmt. In der ehelichen Kommunikation erleben die Partner auch den Schmerz gegenseitigen Missverstehens und Nichtbeachtens. Familien leiden unter der nahezu fehlenden oder ausgesprochen oberflächlichen Art der Kommunikation. Zwischen Regierungen und Völkern besteht ein Zustand gegenseitigen Misstrauens, von Beschimpfung, Betrug und Feindseligkeit. Schließlich bestand eine beispiellose Kommunikationskrise zwischen den Supermächten – ein Zustand, der leicht mit der Zerstörung allen Lebens auf diesem Planeten hätte enden können. Nach einem UNO-Bericht aus dem Jahr 1997 haben wir an 59 Orten der Welt Kriege. Diese Tatsachen machen deutlich, dass unsere Bemühungen und die Analyse der Gründe für unzureichende Kommunikation ebenso wenig genügen wie unser Bestreben, neue Verfahren der Problemlösung oder der Ermittlung der Sachlage zu entwickeln.

Gemeinsamkeiten und Unterschiede in verschiedenen Kulturen

Wir berücksichtigen den transkulturellen Ansatz, welcher nicht nur Material zum Verständnis individueller Konflikte bietet, sondern darüber hinaus auch eine außerordentliche soziale Bedeutung hat. Gastarbeiterprobleme, Probleme der Entwicklungshilfe, Schwierigkeiten, die sich im Umgang mit Mitgliedern anderer kultureller Systeme ergeben, Probleme transkultureller Ehen, Vorurteile und ihre Bewältigung, Alternativmodelle, die einem anderen kulturellen Rahmen entstammen. In diesem Zusammenhang können auch politische Themen angesprochen werden, die sich aus der transkulturellen Situation ergeben. Für die zwischenmenschliche Beziehung heißt das, durch Relativierung der eigenen Werthaltungen Vorurteile in Frage zu stellen, Fixierungen zu lösen und Kommunikationsblockaden aufzuheben. In meiner transkulturellen Situation (Deutschland – Iran) wurde ich darauf aufmerksam, dass viele Verhaltensweisen, Gewohnheiten und

Einstellungen in den beiden Kulturkreisen unterschiedlich bewertet werden.

Verhalten/Konzept	West	Ost
Krankheit	Wenn jemand krank ist, möchte er seine Ruhe haben. Er wird von wenigen Personen besucht. Besuche werden auch als soziale Kontrolle empfunden.	Ist hier jemand erkrankt, so wird das Bett ins Wohnzimmer gestellt, z.B. bei einem Beinbruch. Der Kranke ist Mittelpunkt und wird von zahlreichen Familienmitgliedern, Verwandten und Freunden besucht. Ein Ausbleiben der Besucher würde als Beleidigung und mangelnde Anteilnahme aufgefasst.
Tod	Von Beileidsbesuchen bitten wir Abstand zu nehmen. Ich muss mit meinem Schicksal allein fertig werden. Jetzt muss ich alleine so viel Leid ertragen.	8 bis 40 Tage lang besuchen alle Verwandten, Freunde, Bekannten und andere Mitmenschen die Hinterbliebenen und geben ihnen so das Gefühl der Geborgenheit. Geteiltes Leid ist halbes Leid.
Depression	Mitteleuropäer und Nordamerikaner entwickeln depressive Verstimmungen, weil ihnen der Kontakt fehlt, sie isoliert sind und sie unter dem Mangel an emotionaler Wärme leiden.	Im Orient entwickeln sich Depressionen eher, weil sich die Menschen durch die Enge ihrer sozialen Verpflichtungen und Verflechtungen überfordert fühlen, der sie auch nicht ausweichen können.

In meiner Arbeit geht es nicht darum zu beweisen, dass die eine oder andere Auffassung richtiger ist. Wir wollen die Bedingungen untersuchen, unter denen sich derartige Konzepte entwickelt haben, die Folgen beschreiben, die sie nach sich ziehen, und nach Möglichkeiten suchen, wie wir therapeutisch und in der Selbsthilfe mit ihnen umgehen können. Für die zwischenmenschlichen Beziehungen ist damit ein weiterer Prozess verknüpft, nämlich der Abbau emotionaler Schranken und Vorurteile, die gegenüber fremden Denk- und Empfindungsweisen bestehen, die das Fremde als etwas Aggressives, Bedrohendes empfinden lassen und dort schon Abwehr provozieren, wo zunächst Verständnis am Platze wäre.

Weitere Faktoren

Wir sind uns angesichts dieser Situation bewusst, dass es so nicht weitergehen kann, und dass in der heutigen Lebenssituation Entscheidendes geschehen muss. Das Ziel scheint bekannt, die Wege dahin sind unterschiedlich. So sehr sich diese Einstellungs- und Reaktionstypen unterscheiden mögen, so sehr ähneln sie sich in einem Punkt: der Einseitigkeit. Dies ist ein Grund, warum die Weltkrise der Gegenwart jedem Bemühen widersteht, sie unter Kontrolle normaler gesellschaftlicher Machtmittel zu bringen. Wenn wieder einmal ein Weltkrieg droht, nennen wir die Krise »politisch« und strengen uns an, sie mit Mitteln der Staatsmacht zu beherrschen. Spitzt sich eine wirtschaftliche Depression zu, bezeichnen wir die Krise als »wirtschaftlich« und versuchen, ihr mit wirtschaftlichen Mitteln Herr zu werden. Es wäre genauso logisch, die Krise »religiös« zu nennen und eine Lösung vom Einfluss der Religion zu erhoffen. In Wirklichkeit ist die Krise politisch, wirtschaftlich, familiär, psychologisch, medizinisch, wissenschaftlich und religiös zur gleichen Zeit; aber die Menschheit besitzt kein verantwortliches, maßgebendes Machtmittel, das alle Faktoren aufeinander abstimmen und einen weltweiten Plan ins Leben rufen könnte, der alle Faktoren in Rechnung stellt.

Die Arbeit mit Konzepten und ihre Anwendung: Ist Ordnung oder Treue wichtiger?

> Beurteile einen Menschen lieber nach seinen Handlungen als nach seinen Worten, denn viele handeln schlecht und sprechen vortrefflich.
>
> *Matthias Claudius*

Die Familie als Himmel und Hölle

Ein Rechtgläubiger kam zum Propheten Elias. Ihn bewegte die Frage nach Hölle und Himmel, denn er wollte seinen Lebensweg danach gestalten. »Wo ist die Hölle – wo ist der Himmel?« Mit diesen Worten näherte er sich dem Propheten, doch Elias antwortete nicht. Er nahm den Fragesteller bei der Hand und führte ihn durch dunkle Gassen in einen Palast. Durch ein Eisenportal betrachteten sie einen großen Saal. Dort drängten sich viele Menschen, arme und reiche, in Lumpen gehüllte und mit Edelsteinen geschmückte. In der Mitte des Saales stand auf einem offenen Feuer ein großer Topf voll brodelnder Suppe, die im Orient Asch heißt. Der Eintopf verbreitete angenehmen Duft im Raum. Um den Topf herum drängten sich hohlwangige und tiefäugige Menschen, von denen jeder versuchte, sich seinen Teil Suppe zu sichern. Der Begleiter des Propheten Elias staunte, denn die Löffel, die diese Menschen in den Händen hielten, waren so groß wie sie selbst. Ganz am Ende hatte der Stiel des Löffels einen hölzernen Griff. Der übrige Löffel, dessen Inhalt einen Menschen hätte sättigen können, war aus Eisen und durch die Suppe glühend heiß. Gierig stocherten die Hungrigen im Eintopf herum. Jeder wollte seinen Teil, doch keiner bekam ihn. Mit Mühe hoben sie ihren schweren Löffel aus der Suppe. Da dieser zu lang war, bekam ihn auch der Stärkste nicht in den Mund. Gar zu Vorwitzige verbrannten sich Arme und Gesicht oder schütteten in ihrem gierigen Eifer die Suppe ihren Nachbarn über die Schultern. Schimpfend gingen sie aufeinander los und schlugen sich mit den Löffeln. Der Prophet Elias fasste seinen Begleiter am Arm und sagte: »Das ist die Hölle!« Sie verließen den Saal und hörten das höllische Geschrei bald nicht mehr. Nach langer Wanderung durch finstere Gänge traten sie in einen weiteren Saal ein. Auch hier saßen viele Menschen. In der Mitte des Raumes brodelte ebenfalls ein Kessel mit Suppe. Jeder der Anwesenden hatte einen jener riesigen Löffel in der Hand, die Elias und sein Begleiter schon in der Hölle gesehen hatten. Aber die Menschen waren hier wohlgenährt, und man hörte in dem Saal nur ein leises, zufriedenes Summen und das Geräusch der eintauchenden Löffel. Jeweils zwei Menschen hatten sich zusammengetan. Einer tauchte den Löffel ein und fütterte den anderen. Wurde einem der Löffel zu schwer, halfen zwei andere mit ihrem Esswerkzeug, so dass jeder in Ruhe essen konnte. War der eine gesättigt, kam der nächste an die Reihe. Der Prophet Elias sagte zu seinem Begleiter: »Das ist der Himmel!«

Das Paradies liegt neben dir – neue Perspektiven

Diese Geschichte, über einige tausend Jahre vom Volksmund überliefert, ist aus dem Leben gegriffen. Sie gilt immer dann, wenn wir die Schwierigkeiten in einer Familie sehen, die Auseinandersetzungen zwischen Vater und Mutter, den Streit zwischen den Kindern und die Aggressionen in der Beziehung der Eltern und Kinder; wenn wir den Kampf eines Menschen mit seiner Umgebung betrachten und die Auseinandersetzung zwischen Gruppen und Völkern. Die »Hölle« der Geschichte ist das Nebeneinander- und Gegeneinandertreiben. Der »Himmel« dagegen beruht auf der Bereitschaft, mit den anderen positiv in Beziehung zu treten. Beide – die Menschen im Himmel wie in der Hölle – haben die gleichen oder ähnliche Probleme. Ob sie im Himmel oder in der Hölle leben, hängt davon ab, wie sie diese Probleme lösen. Jede Familie hat etwas vom Himmel und von der Hölle. Wir haben die Möglichkeit zu wählen. Wie groß diese Chance der Wahl ist, wird zu einem guten Teil durch unsere Erfahrungen bestimmt, dadurch, wie wir gelernt haben, Probleme zu lösen, und durch unsere Bereitschaft, unsere Erfahrungen zu

nutzen und sie den Menschen weiterzugeben, mit denen wir zusammenleben.

Fallbeispiel

Für den Familienvater einer dreiköpfigen Familie ist es sehr wichtig, dass Pünktlichkeit und Ordnung herrschen. Die Unordnung
von Frau und Kindern bringt ihn in Unruhe. Nicht so genau
nimmt er es mit der Ehrlichkeit im ehelichen Leben. Er stellt sich
vor, eine Freundin als Zweitfrau zu haben. Die Ehefrau ist ein
Musterbeispiel an Reinlichkeit und Sauberkeit. Sie meint, die
vollkommene Ehrlichkeit und Treue ohne alle Kompromisse sei
Grundbestand jeder Ehe. Bereits diese wenigen inhaltlichen Informationen skizzieren wesentliche Konfliktbereitschaften dieser
Familiensituation. Die Spielregeln zwischenmenschlicher Beziehungen, die in diesen inhaltlichen Beschreibungen enthalten sind,
verdichten sich im Bewusstsein, Verhalten und Empfinden der
Familienmitglieder zu spezifischen Konzepten. Wir sehen also
ein Netz von Konzepten, die den Persönlichkeitsstrukturen der
Familienmitglieder und Transaktionsstruktur der Familie entsprechen.

Neue Anregungen

Derartige Erlebnisse lenkten meine Aufmerksamkeit auf die Bedeutung psychosozialer Normen für die Sozialisation und die
Entstehung zwischenmenschlicher und innerseelischer Konflikte. Dabei fand ich, ausgehend von der Psychotherapie, sowohl bei orientalischen als auch bei europäischen und amerika-
nischen Patienten im Zusammenhang mit den bestehenden
Symptomen Konflikte, die auf eine Reihe immer wiederkehren-
der Verhaltensweisen zurückgehen. Ich versuchte daher, diese
Verhaltensnormen zu sichten und einen Überblick über derartige
Phänomene zu erhalten. Eng zusammengehörende Begriffe wurden zusammengefasst und schließlich ein Inventar erstellt, mit
dessen Hilfe sich die inhaltlichen Komponenten der zentralen

Konfliktbereiche beschreiben lassen. Was sich auf dem erzieherischen und psychotherapeutischen Sektor als Konfliktpotential und Entwicklungsdimension darstellte, fand sich im Bereich der Moral im normativen Sinn als Tugend wieder.

Aus den psychotherapeutisch relevanten Verhaltens- und Einstellungsnormen entwickelte sich das Differenzierungsanalytische Inventar (DAI) als relativ umfassendes Kategoriensystem. Die darin enthaltenen Verhaltensnormen nannte ich *Aktualfähigkeiten*, ein Begriff, den ich deshalb für notwendig halte, weil diese Normen als Fähigkeiten in der Entwicklung des Menschen vorgegeben sind; sie sind Entwicklungsdimensionen, deren Ausprägung durch günstige oder hemmende Umwelteinflüsse gefördert oder unterdrückt werden wird. *Aktual*fähigkeiten deshalb, weil sie im täglichen Leben auf die verschiedenste Weise fortwährend aktuell angesprochen werden. Mir stellten sich im Zusammenhang mit den psychosozialen Normen folgende Fragen: Wodurch kommt es zu Konflikten? Wie lassen sich diese Konflikte angemessen beschreiben? Was steht hinter den Symptomen der psychischen und psychosomatischen Störungen und den Einschränkungen in den zwischenmenschlichen Beziehungen, und wie können diese Störungen angemessen behandelt werden?

Zu einem geizigen Vater gehört ein
verschwenderisches Kind.

(aus Frankreich)

Die Arbeit mit Aktualkonzepten und Grundkonzepten

> Kinder sind nicht dümmer als Erwachsene,
> sie haben nur weniger Erfahrung.
>
> *Janusz Korczak*

Die drei Steinmetzen

Als man das Münster zu Freiburg baute, beobachtete ein Passant drei Steinmetzen, die am Bauwerk im Einsatz waren. Der eine saß und haute Quader zurecht für die Mauern der Wand. »Was machst du da?«, fragte der Mann diesen nach seiner Arbeit. »Ich haue Steine, wie du siehst«, seufzte dieser. Ein anderer Arbeiter mühte sich um das Rund einer kleinen Säule für das Blendwerk der Tür. »Was machst du da?«, sprach ihn der Passant an. »Ich verdiene Geld für den Lebensunterhalt meiner Familie«, gab er zur Antwort, ohne aufzublicken. Ein dritter arbeitete gebückt am Ornament einer Kreuzblume für den Fensterbogen, mit dem Meißel vorsichtig tastend. »Was machst du da?« »Ich baue eine Kathedrale, in der wir alle gemeinsam beten und feiern können.«

Konfliktsituationen lassen sich als Auseinandersetzung zwischen abweichenden Werthaltungen beschreiben. Diese sind als Einstellungen und Verhaltensmuster relativ stabil. Allerdings sind nicht alle Konzepte für den Lebensplan eines Menschen und die Struktur einer Gruppe gleich wichtig. Sie wirken in unterschiedlicher Intensität auf Verhalten und Gefühle. Wir unterscheiden daher verschiedene Formen der Konzepte.

Aktualkonzepte (situative Konzepte): Sie sind unmittelbare Motive eines Verhaltens und werden vorrangig durch situative Faktoren beeinflusst.

Grundkonzepte (persönlichkeitsgebundene Konzepte): Sie wiederholen sich, oft unbeschadet der Situation, in der sie realisiert

werden. Man verhält sich in einem persönlichen, unverwechselbaren Stil. Man gehorcht den Spielregeln, nach denen ein Mensch
zu leben gewohnt ist. Diese kann man nicht ohne weiteres zu-
gunsten momentaner Bedingungen aufgeben, selbst wenn sie einen immer wieder in Gefahren und Schwierigkeiten hineinge-
bracht haben. Konzepte allerdings spielen Versteck. Es ist ihnen
von außen nicht anzusehen, wie eng sie mit dem Erleben, den
Handlungen und dem Selbstwertgefühl eines Menschen verknüpft sind. In diesem Sinne kann ein situatives Konzept sympto-
matische Züge des Grundkonfliktes enthalten. Hinter scheinbar
oberflächlichen Aussagen versteckt sich nicht selten ein ich-naher
Appell.

Fallbeispiel

Ein 50-jähriger Patient, Herr K., fand keine Ruhe, wenn seine
Lebensgefährtin allein etwas unternahm. Er befürchtete, sie
könnte ihn betrügen. Aus diesem Grund gab es häufig Streit, da
er versuchte, seine Lebensgefährtin daran zu hindern, die Wohnung ohne ihn zu verlassen. Für Herrn K. galt das Motto: »Bis
dass der Tod uns scheidet«. Beide Partner hatten in Bezug auf
Führung einer Beziehung unterschiedliche Konzepte. Herr K.,
bei dem eine schwere depressive Störung mit wahnhaften Symptomen diagnostiziert wurde, wurde in seiner Jugend von seiner
damaligen Freundin betrogen und konnte seitdem kein Vertrauen
zu Frauen aufbauen. Er lernte erst mit über 40 Jahren seine jet-
zige Lebensgefährtin kennen. Aus Angst, sie könnte ihn auch
betrügen und verlassen, kontrollierte er sie auf Schritt und Tritt.
Für den Fall, dass sie ihn zu Hause doch betrügen könnte, während er arbeiten ging, installierte er Kassettenrecorder. Unde-
finierbare Geräusche, die aufgenommen wurden, interpretierte
er als sichere Zeichen des Betruges. Alle Beteuerungen der
Lebensgefährtin, sie habe kein Verhältnis mit einem anderen
Mann, nutzten nichts. Unter dem Gesichtspunkt von Verbundenheit, Unterscheidung, Ablösung wurde inhaltlich die Aktualfähigkeit Treue mit beiden Partnern in fünf Stufen erfolgreich
bearbeitet.

Neue Anregungen

Die mit einem solchen Konzept verbundene Generalisierung reicht weiter. Jemand, der das optimistische Motto »Nimm's leicht« vertritt, hat andere Möglichkeiten der Konfliktverarbeitung als einer, der auf Erfolge oder Misserfolge resignierend mit »Was soll's?« reagiert. Das Grundkonzept beschreibt somit die kognitiven und emotionalen Strukturen, nach denen ein Mensch auf Konflikte reagiert. Es spiegelt in verdichteter Form den Grundkonflikt wieder: die individuelle Lernvergangenheit und die übernommenen Traditionen, die »kollektive oder individuelle Mythologie«. Unter der individuellen Mythologie verstehen wir die Konzepte als Kristallisation von Einstellungen eines einzelnen Menschen. Die kollektive Mythologie umfasst Konzepte, die sich vom Individuum losgelöst und in der Kommunikation und Tradition soziale Wirklichkeit erlangt haben. Wir alle verfügen über solche Mythologien, über nicht bewusst kontrollierte Konzepte und umfassendere Bezugssysteme, die unsere Möglichkeiten festlegen. Noch allgemeiner: Jedes Verhalten und jede Einstellung steht im Rahmen von Grundkonzepten. Man unterscheidet vier Formen der Konfliktverarbeitung: Konfliktverstärkung, Konfliktverneinung, Konfliktverschiebung und Konfliktverarbeitung.

> Kinder, die man nicht liebt, werden Erwachsene,
> die nicht lieben.
> *Pearl S. Buck*

Konzepte in der therapeutischen Arbeit: Standortwechsel

> Der Bau von Luftschlössern kostet nichts,
> aber ihr Abriss ist sehr schwer.

Experiment

Die Prägung durch Konzepte lässt sich an einem Beispiel aus der Gehirnforschung verdeutlichen: Kätzchen, die in den ersten Lebensjahren entweder nur horizontale oder nur vertikale Linien zu sehen bekamen, waren danach »blind« gegen Wahrnehmungen der jeweils umgekehrten Richtung. Die »waagerechten Tiere« fingen in einer Umgebung mit senkrechten Linien an zu torkeln und verloren völlig die Orientierung. Genauso erging es den »senkrechten Katzen« in einer waagerechten Umgebung. Dieses Experiment (vgl. Vester, 1987) lässt sich mit der Situation von Menschen vergleichen, die mit einem bestimmten Konzeptmuster aufwuchsen und in einer Gruppe mit anderen Konzeptmustern ihre Orientierung verloren. Jemand, der bestimmte Umgangsformen (Höflichkeit) in seiner Familie gelernt und für sich übernommen hat, hat meist Schwierigkeiten, in einer Situation zurechtzukommen, in der andere Höflichkeitsregeln herrschen und in der er sein Höflichkeitsprogramm umstellen müsste. Verfügt er nicht über hinreichende Anpassungsmöglichkeiten, kann es zu Gruppenproblemen oder Selbstwertproblemen kommen.

Bedeutung der Konzepte

Ein typisches Kennzeichen für seelische, psychosomatische und psychosoziale Störungen ist die Einseitigkeit der Konzepte und die Starrheit, mit der an ihnen festgehalten wird. Die eigenen Konzepte werden so gut wie möglich gegen die Bedrohung verteidigt, die von abweichenden Auffassungen und Konzepten ausgeht. Brisant wird es, wenn nicht nur situative Konzepte in Frage gestellt werden, sondern wenn man die Konzepte bedroht fühlt, die ein wichtiges Gleichgewicht in der Familie garantieren. Zu den Konzepten tritt dabei die scheinbare Unfähigkeit, Abweichungen von den Konzepten zu ertragen.

Neue Anregungen

Das therapeutische Vorgehen zielt zunächst darauf ab, diese Einseitigkeit aufzulockern und dem Patienten und seiner Familie andere Möglichkeiten vor Augen zu führen. Die Technik, die sich hier anbietet, ist der Standortwechsel, der durch die positive Deutung der Konzepte und durch Geschichten und Lebensweisheiten angeregt wird. Positives Vorgehen meint, dass die Relativität der Konzepte bewusst gemacht wird und dass ein anderes, ja sogar ein widersprechendes Konzept nicht Gefährdung ist, sondern eine Erweiterung des eigenen Horizonts. Dabei ermöglicht der Standortwechsel, konflikthafte Spielregeln neu zu definieren und damit Auswege und Lösungsmöglichkeiten zu finden. Die Bereitschaft, den Standort zu wechseln, führt mitunter zu chaotischen Situationen, in denen selbst die Identität, die sich an den Konzepten festmacht, in Frage gestellt wird. Aus diesen Gründen geht es uns nicht darum, den Standortwechsel nach der Technik eines heiß-kalten Wechselbades durchzuführen. Gerade diese Aufgabe übernehmen die orientalischen Geschichten als Medien der Positiven Psychotherapie und Familientherapie. Ein orientalisches Motto kann hier für viele Menschen hilfreich sein:

Alte Gewohnheiten sollte man nicht auf einmal aus dem Fenster werfen, sondern sie wie einen netten Gast höflich bis zur Haustüre begleiten.

70

Die Arbeit mit Einzelpatienten – Familientherapie ohne Partner

Glaube nie etwas, was der Vernunft widerspricht,
ohne es zu prüfen.

Vergiss nicht, wer du warst!

Vor vielen Jahren lebte ein einfacher Schafhirte, der ein sehr bescheidenes Leben führte. Als eines Tages der König des Landes auf einer Reise an der Weide des Schafhirten vorbeikam, entschloss er sich, ihn in seinen Palast mitzunehmen. Der Schafhirte beeindruckte ihn durch sein Verhalten so sehr, dass er schon nach einiger Zeit zum persönlichen Berater des Königs ernannt wurde. Die anderen Minister und königlichen Beamten waren natürlich verärgert und neidisch auf den Schafhirten. Sie versuchten den König davon zu überzeugen, dass sein Berater geheime Pläne gegen ihn schmiedete und so das ihm entgegengebrachte Vertrauen ausnutzte. Sie begründeten ihre Anschuldigungen damit, dass sie den Schafhirten täglich in eine kleine abgeschiedene Kammer gehen sahen, wo er für einige Stunden verweilte. »Was kann er dort anderes tun, als heimtückische Pläne zu entwerfen«, sagten sie. Der König war höchst erstaunt und beschloss, den Schafhirten zur Rede zu stellen. Als der Schafhirte am nächsten Tag zur gewohnten Stunde in die Kammer gehen wollte, trat der König hervor und verlangte, den Raum zu sehen. Der erstaunte Schafhirte entgegnete: »Dies ist meine persönliche Kammer, in die ich mich zurückziehe.« Da aber der König darauf bestand, in den Raum geführt zu werden, öffnete der Hirte die Tür. Zu aller Erstaunen war der Raum leer, nur an einer Wand hing ein altes, verstaubtes Gewand des Hirten. Als er nach einer Erklärung gefragt wurde, antwortete er bescheiden: »Ich komme jeden Tag eine Stunde hierher und betrachte dieses Gewand, um mir immer vor Augen zu führen, was ich einmal war und woher ich gekommen bin.«

Patient als Therapeut

Diese Form als Familientherapie zu bezeichnen, erscheint zunächst paradox. Jedoch wird dieses Vorgehen unter pragmatischen Gesichtspunkten erforderlich, wenn die übrigen Konfliktpartner nicht in die therapeutischen Sitzungen einbezogen werden können. Gemäß dem Grundsatz, dass eine Änderung eines Systemelements Auswirkungen auf das Gesamtsystem hat, erhält der Patient im Rahmen der Positiven Psychotherapie und Familientherapie die Aufgabe, die Patientenrolle zu verlassen und als Therapeut seiner eigenen Situation zu fungieren. Die Erfahrung bestätigt, dass bei einer ursprünglich nicht motivierten Familie durch ein solches Vorgehen die Widerstände der anderen Familienmitglieder abgebaut werden und sie sekundär in eine vollständige Familientherapie einbezogen werden können. Der Rollenwechsel vom Patienten zum Therapeuten seiner Situation bewirkt darüber hinaus einen Standortwechsel, der die familiären Spielregeln in Frage stellt und damit bereits familientherapeutisch wirken kann.

Unter diesem Thema findet sich eine Vielfalt von Lebenssituationen, die zwar eine familiäre Problematik in sich tragen, bei der aber Partner und Familienmitglieder an der Behandlung nicht teilnehmen wollen oder können. Praktisch findet hier eine Behandlung des einzelnen Patienten statt. Die Familie erscheint beispielsweise im DAI so, wie sie der Patient erlebt. Obwohl die Behandlungssituation eine Einzelbehandlung ist, kommen im Selbsthilfeteil familientherapeutische Aktivitäten zum Tragen.

Neue Anregungen

Der Patient führt in seiner Familie oder Partnerschaft die fünf Stufen der Selbsthilfe durch und wird dabei durch die therapeutische Supervision kontrolliert. Hat der Patient zum Zeitpunkt der Behandlung keine eigene Familie und ist er darüber hinaus noch stark sozial isoliert, können die fünf Stufen auch hinsichtlich anderer Konfliktpartner zur Anwendung kommen (z.B. gegenüber dem Pflegepersonal in einer Klinik, gegenüber Kollegen, aber auch imaginär im Bezug zur ursprünglichen Familie). Man differenziert beispielsweise, welche Aktualfähigkeiten hier zu Konfliktpotenzialen wurden, in welcher Weise die vier Vorbild-Dimensionen in Erscheinung traten, welche Konzepte beteiligt waren usw. Gerade im Hinblick auf die Stufe der Verbalisierung kann hier der Therapeut zu einem funktionellen Ersatz der Familie werden. Die Ablösung erfolgt als Stufe der Zielerweiterung, in der die imaginären, phantasierten, in der Therapeut-Patient- oder Gruppenbeziehung gebahnten Möglichkeiten in die soziale Realität überführt werden. Dementsprechend liegt hier das Gewicht auf der Stufe der Zielerweiterung, für die die übrigen Stufen und die positive Deutung Voraussetzung waren. Auch bei der klassischen Einzelbehandlung dürfen wir den familientherapeutischen Gesichtspunkt nicht aus den Augen verlieren. Ich konnte immer wieder beobachten, dass ein erheblicher Teil aller Einzelpatienten von ihren Angehörigen angeregt wurde, die Psychotherapie aufzusuchen. Sie waren delegierte Patienten, die von den Familienmitgliedern vorgeschickt wurden und – oft im Gegensatz zu den zurückgebliebenen – den Mut besaßen, therapeutische Hilfe in Anspruch zu nehmen. In der Einzelbehandlung entwickelt sich die klassische Therapeut-Patient-Beziehung, in der der Patient durch seine Erinnerungstätigkeit die familiären Beziehungen, soweit sie sich in seinem Erleben spiegeln, wieder aufleben lässt. Die Familie ist als Imago, als vorgestelltes und nacherlebtes Bild gegenwärtig und kann in ihrer Bedeutung für den Patienten aufgeschlüsselt werden. In der Positiven Psychotherapie und Familientherapie greifen wir dabei nicht nur auf die Analyse der Übertragungsproblematik zurück, sondern regen durch Themenvorgabe und Geschichten die phantasievolle, intuitive Assoziation an.

Es ist nicht wenig Zeit, die wir zur Verfügung
haben, sondern es ist viel Zeit, die wir nicht nutzen.

Die Arbeit mit Geschichten und Lebensweisheiten als Hilfe zum Standortwechsel

> Wenn der Arzt seinen Patienten gute Geschichten erzählt, dann braucht er halb so viele Narkosemittel.
>
> *Ferdinand Sauerbruch*

Teure Sparsamkeit

Ein Mann stand wegen einer Bestechung vor dem Richter. Alles sprach für seine Schuld, und so blieb dem Richter nur mehr, das Urteil zu sprechen. Der Richter war ein verständiger Mann. Er bot dem Angeklagten drei Möglichkeiten, aus denen er seine Strafe wählen konnte. Der Angeklagte sollte entweder hundert Tuman (iranische Währung) zahlen oder fünfzig Stockhiebe erhalten oder aber fünf Kilo Zwiebeln essen. »Das wird doch nicht so schwer sein«, dachte der Verurteilte und biss schon in die erste Zwiebel. Nachdem er gerade dreiviertel Pfund Zwiebeln roh verspeist hatte, schüttelte ihn die Abscheu schon beim Anblick dieser Früchte des Feldes. Die Augen liefen ihm über, und die ganzen Tränenbäche stürzten seine Wangen herunter. »Hohes Gericht«, heulte er, »erlasst mir die Zwiebeln, ich will doch lieber die Schläge auf mich nehmen«. In Gedanken glaubte er listig, sein Geld sparen zu können – war er doch wegen seines Geizes überall bekannt. Der Gerichtsdiener entkleidete ihn und legte ihn über die Bank. Schon der Anblick des kräftigen Gerichtsdieners und der biegsamen Rute ließ den Verurteilten zittern. Bei jedem Schlag auf den Rücken schrie er lauter, bis er beim zehnten Schlag endlich jammerte: »Hoher Richter, habe Erbarmen mit mir, erlass mir die Schläge«. Der Richter schüttelte den Kopf. Darauf bettelte der Angeklagte, der sich eigentlich die Schläge und das Geld ersparen wollte und schließlich alle drei Strafen zu kosten bekam: »Lass mich lieber die hundert Tuman bezahlen«.

Fallbeispiel

Ein 42-jähriger Patient begann, sich in der psychotherapeutischen Behandlung immer defensiver zu verhalten, kam aber dennoch aufgrund der Angstzustände und Depressionen, die ihn plagten. Bereits im DAI war aufgefallen, dass er sehr sparsam im Umgang mit Geld war. Auf seinen Widerstand gegen die Psychotherapie angesprochen, kamen vordergründige Erklärungen. In dem Augenblick, als die Sparsamkeit angesprochen wurde, schien der Bann gebrochen: »Mir stinkt das schon lange. Für die Psychotherapie bezahle ich weitaus mehr als für meinen Hausarzt«. Der Patient tat etwas, was für eine Psychotherapie sehr wichtig ist, er sprach über das, was ihn störte. Aber die finanzielle Seite war nicht der Kern der Argumentation. Seine Bewertung der Sparsamkeit und des Geldausgebens stellte einen Grundkonflikt dar, der zu existenzieller Unsicherheit und sozialer Isolation geführt hatte. Es kam nun darauf an, den geäußerten Widerstand aufzufangen. Seine Normen hinsichtlich der Sparsamkeit hielten ihn gefangen. Aus dieser Sackgasse kam der Patient mit Hilfe einer persischen Geschichte heraus, die ihm eine vorübergehende Identifikation ermöglichte, ihm aber noch genügend Distanz ließ, im Rahmen dieser Geschichte über seine Situation nachzudenken: »Ich glaube, die Geschichte trifft tatsächlich auf mich zu. Kaum habe ich das Gefühl, dass die Psychotherapie mir hilft, will ich auf einmal an der Psychotherapie sparen«. Von hier aus war der konstruktive Einstieg in die konfliktbesetzte Aktualfähigkeit »Sparsamkeit« möglich.

Wozu Geschichten und Lebensweisheiten?

Die Positive Psychotherapie und Familientherapie verwendet Geschichten, Lebensweisheiten, Fabeln, Mythologien und Humor. Ein Erlebnis, das in vieler Hinsicht den Geschichten entspricht, ist der Traum. Er ist eine ganz persönliche Geschichte, deren Sinn und Bedeutung nicht offen liegt, sondern in Symbolen verschlüsselt ist. In den letzten vierzig Jahren habe ich eine Vielzahl orientalischer Mythologien, Fabeln und Lebensweisheiten zusammengetragen und weiterentwickelt, die therapeutisch eingesetzt werden können. Ziel der therapeutischen Geschichten ist nicht so sehr eine moralische Belehrung, sondern der phantasievolle Umgang mit einer Modellsituation. Dabei erfüllen Geschichten eine Vielzahl von Funktionen: *Spiegelfunktion, Modellfunktion, Mediatorfunktion, Depotwirkung, transkulturelle Vermittler, Regressionshilfen, Gegenkonzepte.*

Wir haben eine Vielzahl orientalischer Geschichten und Lebensweisheiten zusammengetragen, die, zum richtigen Zeitpunkt eingesetzt, für den Therapieverlauf günstig wirken. Damit greifen wir bewusst Elemente einer vorwissenschaftlichen Volkspsychotherapie auf und versuchen, sie in das wissenschaftliche Konzept der Positiven Psychotherapie und Familientherapie zu integrieren. Wie vieles andere haben wir auch unser Verhältnis zu Geschichten, Fabeln und Märchen gelernt. Wir haben gelernt, sie zu lieben, ihnen gegenüber gleichgültig zu sein oder sie abzulehnen. Einige Fragen können uns helfen, den Hintergrund unserer Einstellungen den Geschichten gegenüber durchsichtiger und verständlicher zu machen.

1. Wer hat Ihnen Geschichten vorgelesen oder erzählt (Vater, Mutter, Geschwister, Großeltern, Tante, Kindergärtnerin etc.)?
2. Können Sie sich an Situationen erinnern, in denen Ihnen Geschichten erzählt wurden? Wie fühlten Sie sich?
3. Was halten Sie von Märchen und Geschichten?
4. Welche Geschichte, welche Erzählung, welches Märchen fällt Ihnen spontan ein?
5. Wer ist Ihr Lieblingsautor?
6. Welche Sprichwörter und Konzepte haben für Sie die größte Bedeutung?

Neue Anregungen

In der psychotherapeutischen Situation werden die Gegenkonzepte als Verschreibungen angeboten. Dem Klienten wird die Aufgabe gestellt, sich mit dem Gegenkonzept zu beschäftigen. Dies kann bedeuten, eine Geschichte oder Lebensweisheit zu lesen, über sie nachzudenken und zu sprechen, niederzuschreiben, wie man sie versteht.

Leser, die an einer Vertiefung dieses Kapitels interessiert sind, verweise ich auf das Buch »Der Kaufmann und der Papagei. Orientalische Geschichten in der Positiven Psychotherapie«.

Humor ist die Fähigkeit, heiter zu bleiben, wenn es ernst wird.

Die Arbeit mit Partnergruppen (Paartherapie)

> Vor der Ehe halte deine Augen offen, in der Ehe
> halte sie halb geschlossen.

Die Gemüsesuppe

*Viele verschiedene Gemüsesorten, wie Karotten, Lauch, Sellerie,
Zwiebeln, Paprika, Zucchini, Tomaten, Bohnen mit Wasser, Salz,
Gewürzen, Kräutern und Kartoffeln werden auf dem Herd zu einem Eintopf gekocht. Jeder Feinschmecker weiß, dass dieses Gericht etwas ganz anderes ist als die Summe der Zutaten. So wie
der Gesamtgeschmack eines Eintopfes nicht auf das eine oder
andere Gemüse zurückgeführt werden kann, so können auch die
Lösungsvorschläge und Erfolge einer Gruppe nicht auf den Beitrag eines einzelnen zurückgeführt werden, sondern sind das Ergebnis der Gruppenarbeit.*

Die Gedanken, Ansichten und Entschlüsse, die aus einer solchen
Gruppe resultieren, sind nicht das Eigentum der einzelnen Gruppenmitglieder, sondern das Ergebnis der Gruppenarbeit. Es verhält sich hier ebenso wie bei dem Geschmack einer Gemüse-
suppe: Gemüse mit Wasser und Gewürzen zusammen bilden
einen Eintopf. Im Zusammenwirken und wechselseitigen Auf-
einanderwirken der einzelnen Bestandteile – zu vergleichen mit
der Meinungsbildung im Beratungsprozess einer Gruppe – kri-
stallisiert sich eine neue, höhere Einheit, mit neuen, vorher noch
nicht da gewesenen Eigenschaften (Qualitäten) heraus. Und so
wie der neue Gesamtgeschmack des Eintopfes nicht zurückgeführt werden kann auf das eine oder andere Gemüse, so können
auch die Einstellungen, Verhaltensweisen und Entscheidungen
einer Gruppe nicht ausschließlich auf den Beitrag eines einzelnen oder mehrerer Mitglieder zurückgeführt werden, sondern
auf die Arbeit der Gruppe.

Die Ehe und Partnerschaft als Blume

Häufig suchen ehemüde Ehepartner die psychotherapeutische Praxis auf. In ihren Alltag hat sich Monotonie eingeschlichen, die nahezu alles, auch die Zärtlichkeit, das partnerschaftliche Gespräch und die Sexualität zur Routine werden lässt. Nicht selten reagieren beide Partner auf eine solche Situation mit Verzweiflung, Niedergeschlagenheit und Resignation. Aus der Tatsache, dass die Partnerschaft problematisch ist, wird geschlossen, dass man eigentlich nicht zueinander passt. Man hat sich nichts zu sagen, so sehr man auch nach Ansätzen sucht, man stößt allem Anschein nach nur auf innere Öde und Leere.

Fallbeispiel

In einer solchen Situation entwickelte sich folgender Dialog mit einer 43-jährigen Patientin. Sie klagte über die Sprachlosigkeit und Monotonie ihrer Ehe. Ich fragte die Patientin, was sie den mache, wenn sie eine schöne Topfblume, beispielsweise eine Fuchsie, besitze.

»Wie pflegen Sie diese Pflanze?« Die Patientin schüttelte verwundert den Kopf, als könnte sie nicht begreifen, was diese Frage mit ihrer Ehe zu tun hat. »Wenn ich eine solche Blume habe, werde ich sie in regelmäßigen Abständen gießen.« Die Patientin war eine Blumenfreundin und überlegte weiter: »Nach einem halben Jahr oder einem Jahr würde ich den Blumentopf wechseln und der Blume neuen Humus geben. Zwischendurch vielleicht noch einmal düngen. Und dann würde ich sie an ein Fenster stellen, wo sie genügend Sonne bekommt«. Hier unterbrach ich die Patientin und fragte sie: »Und was machen Sie mit Ihrer Ehe?« Diese Frage schockierte die Patientin sichtlich. Ich merkte, wie tief sie die Diskrepanz zwischen der intensiven, liebevollen Blumenpflege und der lieblosen Behandlung ihrer Ehe empfand. Unter diesem Eindruck sagte sie: »Wäre meine Ehe eine Blume, sie wäre längst verdorrt«. Die Patientin begann das Bild von der Blume auf ihre Ehe zu übertragen. »Wenn wir täglich etwas mehr aufeinander eingehen würden, vielleicht einige Komplimente austauschen, oder wenigstens Anerkennung dafür, was der andere leistet, das wäre Wasser für unsere Ehe.« Sie überlegte und sagte eine Zeit lang gar nichts. »Eigentlich habe ich mich selber auch sehr hängen lassen. Ich muss sagen, ein neues Kleid, eine andere Frisur oder Kosmetik haben mich überhaupt nicht mehr interessiert. Um es klar zu sagen: Ich hatte einfach keine Lust, mich für meinen Mann schön zu machen. Für ihn gilt sicherlich das gleiche. So etwas wäre der Dünger für meine Ehe.«

Neue Anregungen

In späteren Sitzungen griff die Patientin immer wieder auf das Bild von der Blume zurück. Sie kam darauf zu sprechen, dass sie sich zusammen mit ihrem Ehemann gewissermaßen in ihr Haus eingemauert hätte und dass eine Urlaubsreise vielleicht »Topfwechsel« sein könne. Gäste und Freunde könnten die Erde in ihrem Blumentopf bilden und Isolierung und Kontaktschwierigkeiten beseitigen. Damit war insofern ein Fortschritt erzielt, als die Patientin über das sprachliche Bild der Topfblume ihre Ehe nicht mehr nur als diffus erlebte, sondern dieses allgemeine Gefühl durch Angaben und Beschreibungen konkretisieren konnte. So gesehen war die Situation nicht mehr ganz so hoffnungslos. Die Ehepartner bekamen ihre Situation in den Griff und konnten auf die Rettung ihrer partnerschaftlichen Beziehung hinarbeiten.

Partnergruppe

Sie ist ein Sonderfall der Familiengruppen. Das Paar sucht zusammen den Therapeuten auf. Beziehungsprobleme der Partner und Konflikte aus deren Umfeld können zum Gegenstand der Therapie werden: Schwierigkeiten mit den Kindern, den Schwiegereltern, berufliche Probleme usw. Beide Partner erscheinen gemeinsam zur Behandlung und bringen durch ihr Verhalten Stichproben für die Spielregeln ihrer gemeinsamen Umgangsformen. Der Therapeut kann direkt eingreifen, d.h. unmittelbar Verhaltensänderungen anstreben, bzw. auch hier über eine kognitive

Differenzierung des Konfliktes und eine Bewusstmachung den Partnern die Gelegenheit geben, ihre Umgangsformen zu ändern. Wer nur etwas Erfahrung in der Paartherapie hat, wird wissen, dass die meisten Paare so unter Druck stehen, dass die Durcharbeitung des Konfliktes eher einer Zerreißprobe gleicht. In der Positiven Psychotherapie und Familientherapie stürzen wir uns deshalb nicht gleich in die Schlangengrube der partnerschaftlichen Konflikte, sondern fragen, welche Faktoren die Konflikte in dieser Partnerschaft haben. Damit wird eine gemeinsame Plattform dafür geschaffen, die konflikthaft besetzten Inhalte auszuarbeiten. Die Beteiligten werden wieder in die Lage versetzt, sich auf eine neue Weise mit den bestehenden Problemen auseinanderzusetzen und zu einer Lösung zu gelangen, die gegebenenfalls auch die Entscheidung sein kann, sich zu trennen.

Voraussetzungen für eine konfliktfreie Problembewältigung

1. Grundlage der konfliktfreien Problembewältigung ist es, das Maß an Einheit, Harmonie und Verständnis unter den Beteiligten zu erhöhen.
2. Es muss sicher gestellt sein, dass allen am Entscheidungsprozess Beteiligten dieselben Rechte der Meinungsäußerung zustehen.
3. Der Meinungsaustausch muss von Offenheit und Ehrlichkeit einerseits und von gegenseitiger Achtsamkeit und Vertrauen andererseits geprägt sein.
4. Alle geäußerten Gedanken werden zum Eigentum der Gruppe und gehören nicht mehr den Einzelnen, die sie ursprünglich in die Gruppe eingebracht haben.
5. Bei der konfliktfreien Problembewältigung ist es besser, sich zu irren und dabei einig zu sein, als Recht zu haben und uneins zu sein.

> Die Gewohnheit ist wie ein Seil. Wir fügen jeden Tag einen Faden hinzu, und schließlich können wir es nicht mehr zerreißen.

Die Arbeit mit der Kernfamilie

Viele Menschen bauen zu viele Mauern und zu
wenig Brücken.

Der Schatz des Wissens

Der Traktor eines Bauern lief nicht mehr. Alle Versuche des Bauern und seiner Freunde, das Fahrzeug zu reparieren, misslangen. Schließlich rang sich der Bauer durch, einen Fachmann herbeiholen zu lassen. Dieser schaute sich den Traktor an, betätigte den Anlasser, hob die Motorhaube an und beobachtete alles ganz genau. Schließlich nahm er einen Hammer. Mit einem einzigen Hammerschlag an einer bestimmten Stelle des Motors machte er ihn wieder funktionsfähig. Der Motor tuckerte, als wäre er nie kaputt gewesen. Als der Fachmann dem Bauern die Rechung gab, war dieser erstaunt und ärgerlich: »Was, du willst fünfzig Tuman, wo du nur einen Hammerschlag getan hast!« »Lieber Freund«, sagte da der Fachmann, »für den Hammerschlag berechne ich nur einen Tuman. Neunundvierzig Tuman muss ich für mein Wissen verlangen, wo dieser Schlag zu erfolgen hatte.«

Fallbeispiele

Hier berücksichtigen wir die Familie im engeren Sinn. Vater, Mutter und Kinder, soweit sie sich als familiäre Einheit verstehen, sind anwesend. Konflikterlebnis und Konfliktbewältigung erfolgen, soweit möglich, am familiären Ursprungsort. Dieses Vorgehen hat den Vorteil, dass die Spielregeln der Familie auch in der Interaktion der Familienmitglieder beobachtet und als Konzept beschrieben werden können. Eine solche Spielregel ist beispielsweise der Versuch des Vaters, jede Kommunikation zu kontrollieren und für die übrigen Familienmitglieder zu antworten. Während wir in der Situation des Einzelpatienten nur mit seiner erlebten Familie arbeiten, können wir jetzt unmittelbar die familiären Konzepte und Spielregeln registrieren und gegebenenfalls in sie eingreifen. In der Kernfamilie (Vater – Mutter – Kind) ist das zentrale Problem die »Verbundenheit – Unterscheidung – Ablösung« als Stadien der Eltern-Kind-Beziehung. Inhaltlich sind diese drei Formen der Interaktion auf die Aktualfähigkeiten bezogen. Da die Eltern zunächst Träger der Selbsthilfe sind, arbeiten wir mit ihnen die vier Vorbilddimensionen durch, die ihre eigene Rolle als Vorbild wie auch ihre Beziehung zu den eigenen Eltern berücksichtigt. Im Zusammenhang mit den Aktualfähigkeiten und den vier Formen der Konfliktverarbeitung gehen wir auf partnerschaftliche Probleme der Eltern ein. Der primäre Schwerpunkt der Selbsthilfe in der ersten Stufe: Beobachtung/ Distanzierung. Wir konnten immer wieder die Erfahrung machen, dass eine geglückte erste Stufe die Voraussetzung der anderen Stufen ist. Gegebenenfalls können die Eltern in eine Gruppentherapie mit anderen Eltern einbezogen werden. Entsprechend der bestehenden Problematik kann auch an eine Einzelbehandlung gedacht werden. Unter dem Gesichtspunkt einer sozialen Modellsituation mit Gleichaltrigen (Zielerweiterung) kann das Kind in eine therapeutische Kindergruppe aufgenommen werden. Zusätzlich zu der Kernfamilie können andere Bezugspersonen in die Behandlung aufgenommen werden. Mehr noch als bisher kommt die lebendige Geschichte der Konzepte zur Geltung. Während der Konzept-Stammbaum, die Entwicklungsgeschichte der familiären Einstellungen und Spielregeln, sonst lediglich aus dem Erleben und dem Wiedererinnern des Patienten erschlossen werden kann, nimmt er hier reale Gestalt an. Der Therapeut steuert als Regisseur die Entfaltung des familiendynamischen Prozesses. Er gibt im Sinne der Allparteilichkeit jedem Mitglied das Gefühl, ein wertvoller Mensch zu sein. Er strebt nach Boszornenyi-Nagy (1975) einen Gerechtigkeitsaustausch in den Beziehungen der Familienmitglieder an. Ziel dieses Vorgehens ist es, die Reserven der familiären Selbstheilungstendenzen zu mobilisieren.

Neue Anregungen

Im Gegensatz zur systemtheoretisch orientierten Familientherapie beschränken wir uns nicht nur auf derartige Interventionen. Anhand des Instrumentariums der Positiven Psychotherapie und Familientherapie werden gemeinsam die familiären Spielregeln und ihre individuelle Konzeptualisierung transparent gemacht. Die Familie erhält darüber hinaus das Instrumentarium als Hilfe zur Selbsthilfe. Es dient der Klärung und Differenzierung der eigenen Position und der Bewusstmachung von Missverständnissen. Damit verlagert sich der therapeutische Prozess aus der therapeutischen Situation in den Bereich der Selbsthilfe. Die Patienten lernen, sich bereits relativ früh aus der therapeutischen Situation abzulösen und mit dem Instrumentarium auftretende Konflikte aufzuarbeiten.

Die Arbeit mit erweiterter Familientherapie

Diese kann sowohl die Verwandten berücksichtigen als auch solche Menschen, die aus anderen Gründen für die Familie eine wichtige Funktion einnehmen. Familiengruppen dieser Art können in Form einer oder mehrerer gemeinsamer Sitzungen durchgeführt werden. Besonders günstig hat sich dieses Vorgehen erwiesen, wenn sich die bestehenden Konflikte als Probleme der erweiterten Familie zeigten bzw. wenn konfliktbesetzte Konzepttraditionen und Delegationen im Vordergrund stehen. Hier kann über die Konzepte der Konzeptstammbaum erarbeitet werden. Diese thematische Strukturierung der therapeutischen Arbeit mit der erweiteten Familie erlaubt es, differenziert und fraktioniert vorzugehen und das Durcheinander zu vermeiden, mit dem sonst ein größerer Familienverband auf generalisierte Konflikte zu reagieren gewohnt ist.

> Wenn die Wurzeln tief sind, braucht man den Wind nicht zu fürchten.

Die Arbeit mit Mutter- und Vatertypen

»Die Kindheit verjährt nie!«

»Brief an den Vater«

Von einer anderen Seite, gewissermaßen parteiisch, beschreibt Franz Kafka in seinem »Brief an den Vater« *die Erziehung und das, worunter er Tag für Tag leidet. Wegen der Bedeutung dieses Textes soll an dieser Stelle Kafka zitiert werden:* »Aber so war deine ganze Erziehung. Du hast, glaube ich, ein Erziehungstalent; einem Menschen deiner Art hättest du durch Erziehung gewiss nutzen können; er hätte die Vernünftigkeit dessen, was du ihm sagtest, eingesehen, sich um nichts weiteres gekümmert und die Sachen ruhig so ausgeführt. Für mich als Kind war aber alles, was du mir zuriefst, geradezu Himmelsgebot, ich vergaß es nie, es blieb mir das wichtigste Mittel zur Beurteilung der Welt, vor allem zur Beurteilung deiner selbst, und das versagtest du vollständig. Da ich als Kind hauptsächlich beim Essen mit dir zusammen war, war dein Unterricht zum großen Teil Unterricht in gutem Benehmen bei Tisch. Was auf den Tisch kam, musste aufgegessen, über die Güte des Essens durfte nicht gesprochen werden – du aber fandest das Essen oft ungenießbar; nanntest es ›das Fressen‹; das ›Vieh‹ (die Köchin) hatte es verdorben. Weil du entsprechend deinem kräftigen Hunger und deiner besonderen Vorliebe alles schnell, heiß und in großen Bissen gegessen hast, musste sich das Kind beeilen, düstere Stille war bei Tisch, unterbrochen von Ermahnungen: ›zuerst iss, dann sprich‹ oder ›schneller, schneller, schneller‹ oder ›siehst du, ich habe schon längst aufgegessen‹. Knochen durfte man nicht zerbeißen, du ja. Essig durfte man nicht schlürfen, du ja. Die Hauptsache war, dass man das Brot gerade schnitt; dass du das aber mit einem von Sauce triefenden Messer tatest, war gleichgültig. Man musste Acht geben, dass keine Speisereste auf den Boden fielen, unter dir lag schließlich am meisten. Bei Tisch durfte man sich nur mit Essen beschäftigen, du aber* *putztest und schnittest dir die Nägel, spitztest Bleistifte, reinigtest mit dem Zahnstocher die Ohren. Bitte Vater, verstehe mich recht, das wären an sich völlig unbedeutende Einzelheiten gewesen, niederdrückend wurden sie für mich erst dadurch, dass du, der für mich so ungeheuer maßgebende Mensch, dich selbst an die Gebote nicht hieltest, die du mir auferlegtest. Dadurch wurde die Welt für mich in drei Teile geteilt, in einen, wo ich, der Sklave, unter Gesetzen, die nur für mich erfunden waren und denen ich überdies, ich wusste nicht warum, niemals völlig entsprechen konnte, dann in eine zweite Welt, die unendlich von meiner entfernt war, in der du lebtest, beschäftigt mit der Regierung, mit dem Ausgeben der Befehle und mit dem Ärger wegen deren Nichtbefolgen, und schließlich in eine dritte Welt, wo die übrigen Leute glücklich und frei von Befehlen und Gehorsam lebten. Ich war immerfort in Schande, entweder befolgte ich deine Befehle, das war Schande, denn sie galten ja nur für mich, oder ich war trotzig, das war auch Schande, denn wie durfte ich dir gegenüber trotzig sein, oder ich konnte nicht folgen, weil ich zum Beispiel nicht deine Kraft, nicht deinen Appetit, nicht deine Geschicklichkeit hatte, trotzdem du es als etwas Selbstverständliches von mir verlangtest; das war allerdings nicht die größte Schande. In dieser Welt bewegten sich nicht die Überlegungen, aber das Gefühl des Kindes...«* (Franz Kafka. Brief an den Vater. Frankfurt/M. S. Fischer Verlag, 1960).

Fallbeispiele

Vielleicht erkennen Sie sich wieder…

Verschiedene Muttertypen

Die Berufsmutter: Diese Mutter ist in erster Linie für ihre Kinder da; sie kocht, putzt und hält alles für die Kinder in Ordnung.

Die Puppenmutter: Die Liebe dieser Mutter erstreckt sich nur auf das Kleinkind. Solange die Kinder klein und hilflos sind, tut die Mutter alles für sie; je größer die Kinder werden, desto mehr zieht die Mutter ihre Zuwendung zurück.

Die Opfermutter: Für eine sorgfältige Erziehung der Kinder und einen vorbildlichen Haushalt opfert sie ihre Zeit und Freiheit. In ihrer Aufopferung ist sie glücklich und vergisst darüber sich selbst und ihre Interessen. Später erwartet sie Dankbarkeit und Anerkennung von ihren Kindern.

Die Angstmutter: Diese Mutter ist übervorsichtig und versucht, ihren Kindern alle Schwierigkeiten aus dem Weg zu räumen. In allen Dingen sieht sie das Negative und die Gefahren.

Die Mutter vom Typ des beweglichen Bücherschrankes: Für diese Mutter ist Erziehung eine Pflicht. Sie ist übergenau, hält sich strikt an Pläne und Bücher, lässt es aber an der natürlichen Zuwendung und Liebe fehlen.

Die fremde Mutter: Diese Mutter zeigt ihren Kindern nicht, dass sie sie liebt. Nur heimlich, während des Schlafes, ist sie zärtlich zu ihnen. Sonst ist ihr Erziehungsstil steril und perfektioniert.

Die kameradschaftliche Mutter: Sie ist der Kumpel ihrer Kinder, geht auf alle ihre Nöte ein und identifiziert sich mit ihnen. Allerdings kann sie nichts abschlagen, keine Grenzen setzen. Sie verschiebt die Erziehung auf später.

Die eifersüchtige Mutter: Wenn die Kinder selbstständig werden und sich langsam ablösen, wird diese Mutter unruhig, kommt sich überflüssig vor und wirft den Kindern Undankbarkeit vor. Sie versucht ihre Position zu behaupten, indem sie sich auch bei den erwachsenen Kindern in alle Angelegenheiten einmischt.

Die zeitweilige Mutter: Durch Berufstätigkeit oder andere Beschäftigungen wird die Erziehung der Kinder vernachlässigt. Zeitweilig – wenn sie dann abends nach Hause kommt – versucht diese Mutter alles nachzuholen und überschüttet ihre Kinder oft mit Zuwendung und Spielzeug.

Verschiedene Vatertypen

Der Vater als Geduldsengel: Dieser Vater zeigt sich den Kindern gegenüber besorgt, ist geduldig und gibt ihnen emotionale Zuwendung. Problemen geht er aber eher aus dem Weg.

Der Vater als Theoretiker: Worte sind seine starke Seite, Taten sind nicht seine Sache. Er erzieht mir Grundsätzen, berücksichtigt dabei weniger die Einzigartigkeit des Kindes.

Der hartnäckige Vater: Seine Kinder sollen arbeiten, nicht spielen, damit sie etwas erreichen und Erfolg haben. Hartnäckig bestimmt er, was die Kinder tun müssen und lassen sollen. Freiheit und Spielraum für eigene Betätigungen lässt dieser Vater nicht zu.

Der Diktator: Er dressiert seine Kinder wie Soldaten. Mit strenger Disziplin und Forderung von unbedingtem Gehorsam tritt er energisch für Ordnung, Fleiß, Pünktlichkeit und Sparsamkeit ein. In seinem Innersten ist er oft gutherzig, versteht es aber nicht, Milde und Strenge zu vereinen. Auf seine Regeln besteht er, wenn er auch einen gewissen kleinen Spielraum lässt.

Der Vater als Zauberer: Er lässt den Kindern volle Freiheit und erlaubt ihnen alles, wenn es ihm gerade passt. Die Kinder betrachten diesen Vater als idealen Spielkamerad, während die Mutter später alles auszubaden hat.

Der souveräne Vater: Er behandelt seine Kinder wie Erwachsene; er lobt und tadelt nicht. Dieser Vater glaubt, er könne durch seine bloße Anwesenheit die Kinder erziehen und als »stummer Diener« seiner Erziehungspflicht genügen.

Neue Anregungen

Typen sind abstrakte Zusammenfassungen gemeinsamer Merkmale und damit Vereinfachungen, die die bunte Vielfalt der Wirklichkeit nur bedingt wiedergeben. Die Erziehungswirklichkeit besteht ja auch eher aus Mischformen der Elterntypen, deren Rollenverständnis auch nicht schicksalhaft gleich bleibt, sondern sich den Entwicklungsstadien der Kinder anpassen sollte.

> Unglück mit Kindern beginnt meistens schon eine Generation vorher.

Die Arbeit mit Missverständnissen

> Liebe ist wie Glas, das zerbricht, wenn man es zu
> fest oder zu locker anfasst.
>
> *Leitsatz der Positiven Psychotherapie*

Von der Krähe und dem Pfau

Im Park des Palastes ließ sich eine schwarze Krähe auf den Ästen eines Orangenbaumes nieder. Auf dem gepflegten Rasen stolzierte ein Pfau. Die Krähe krächzte: »*Wie kann man überhaupt einem solch merkwürdigen Vogel gestatten, diesen Park zu betreten. Er schreitet so arrogant, als wäre er der Sultan persönlich, und dabei hat er doch ausgesprochen hässliche Füße. Und sein Gefieder, in was für einem hässlichen Blau! Eine solche Farbe würde ich nie tragen! Seinen Schweif zieht er hinter sich her, als wäre er ein Fuchs*«. *Die Krähe hielt inne und schwieg abwartend. Der Pfau sagte eine Zeit lang gar nichts, dann begann er wehmütig lächelnd:* »*Ich glaube, deine Aussagen entsprechen nicht der Wirklichkeit. Was du an Schlechtem über mich sagst, beruht auf Missverständnissen. Du sagst, ich bin arrogant, weil ich meinen Kipf aufrecht trage, sodass meine Schulterfedern sich sträuben und ein Doppelkinn meinen Hals verunziert. In Wirklichkeit bin ich alles andere als arrogant. Ich kenne meine Hässlichkeiten, und ich weiß, dass meine Füße ledern und faltig sind. Gerade dies macht mir so viel Kummer, dass ich meinen Kopf hoch trage, um meine hässlichen Füße nicht zu sehen. Du aber siehst nur meine Hässlichkeiten. Vor meinen Vorzügen und meiner Schönheit verschließt du die Augen. Ist dir das nicht schon aufgefallen? Was du hässlich nennst, bewundern die Menschen an mir.*« *(Nach P. Etessami, persische Dichterin)*

Missverständnisse sind also Knotenstellen zwischenmenschlicher Konflikte. Über die Missverständnisse kann auch auf die in einer Familie wirksamen Konzepte zurückgeschlossen werden.

Missverständnisse entstehen immer in Beziehungen, deshalb sprechen wir auch die unterschiedlichen Entwicklungs- und Erwartungsstadien der Interaktionen an. Es folgt deshalb eine kurze, pointierte Beschreibung von Missverständnissen, die in unserer Entwicklung wirksam sind. Leser, die an einer Vertiefung dieses Kapitels interessiert sind, verweise ich auf das Buch »Positive Psychotherapie des Alltagslebens«.

Erziehungsziel – Erziehungsinhalt:
Lerne zu unterscheiden zwischen Bildung und Ausbildung!

Entwicklung – Fixierung:
Lerne deinem Kind das zu geben, was es auf seiner Entwicklungsstufe benötigt!

Einzigartigkeit – Gleichheit:
Lerne zu unterscheiden zwischen Einzigartigkeit und Einförmigkeit!

Identifikation – Projektion:
Lerne zu unterscheiden zwischen eigenen und fremden Motiven!

Gesundheit – Krankheit:
Lerne zu unterscheiden zwischen körperlicher und seelischer Krankheit!

Sex – Sexualität – Liebe:
Lerne zu unterscheiden zwischen Sex, Sexualität, Liebe!

Glaube – Religion – Kirche:
Lerne zu unterscheiden zwischen Glaube, Religion, Kirche!

Relativität der Werte:
Lerne zu unterscheiden zwischen absoluten und relativen Werten!

Angeboren – erworben:
Lerne zu unterscheiden zwischen »angeboren« und »erworben«!

Mensch – Tier:
Lerne zu unterscheiden: Durch den Körper leben, den Körper erleben! Statt instinktmäßig reagieren, Fähigkeiten entwickeln! Nicht nur in der Gegenwart zu leben, sondern aus der Vergangenheit für die Zukunft zu lernen!

Mann – Frau:
Lerne zu unterscheiden zwischen Geschlecht als Folge der Natur und Geschlechtsrolle als Folge der Erziehung!

Urteil – Vorurteil:
Lerne zu unterscheiden zwischen Urteil und Vorurteil!

Gerechtigkeit – Liebe:
Lerne zu unterscheiden zwischen Liebe und Gerechtigkeit!

Generalisierung – Unterscheidung:
Lerne zu unterscheiden zwischen dem Teil und dem Ganzen!

Bewusstes – Unbewusstes:
Lerne zu unterscheiden zwischen Bewusstem und Unbewusstem!

Identitätskrise – Umbruchphase:
Lerne zu unterscheiden zwischen Energiemangel und falscher Kanalisierung!

Einheitsverlust – Integration:
Lerne zu unterscheiden zwischen Krise als Gefahr und Krise als Chance!

Bestimmtes Schicksal – bedingtes Schicksal: Lerne zu unterscheiden zwischen bedingtem und bestimmtem Schicksal!

Tod – Einstellung zum Tod:
Lerne zu unterscheiden zwischen dem Tod und der Einstellung zum Tod!

Neue Anregungen

Missverständnisse entstehen also immer, wenn unsere Aussagen und unsere Verhaltensweisen bei anderen nicht so ankommen, wie wir es meinen, und der Partner sich in dem, was er sagt und erwartet, nicht verstanden fühlt. Getreu dem Motto »Es gibt nichts Gutes oder Böses, unsere Gedanken machen es erst dazu« entwickelt jeder von uns sein persönliches Wertsystem und seine individuellen Konzepte. Darunter versteht man die Art und

Weise, wie ein Mensch seine Wirklichkeit konstruiert und seine Beziehungen zu sich selbst und zu seinen Mitmenschen gestaltet. Inhaltlich beziehen sich diese Konzepte auf die Aktualfähigkeiten und stellen schematisierte Denkformen, Verhaltens- und Erlebenskategorien dar.

Einen Krieg beginnen, heißt nichts weiter als einen Knoten zu zerhauen, anstatt ihn aufzulösen.

Christian Morgenstern

Die Arbeit mit partnerschaftlichen Problemen (z.B. Frigidität)

Steter Tropfen höhlt den Stein.
Lebensweisheit

Die zerbrochene Schale

Eine verheiratete Frau hatte auf einer Reise einen Liebhaber kennen gelernt und mit ihm eine schöne Zeit verbracht. Wieder zu Hause, dachte sie fortwährend an ihren Freund. Nichts erweckte mehr ihr Interesse. Der Erfolg des Mannes war ihr gleichgültig wie die Wolken am Himmel. Sie langweilte sich. Vor Trauer und Langeweile hätte sie weinen wollen, musste aber das Weinen unterdrücken, weil sie befürchtete, ihre Tränen könnten sie und ihre geheimen Wünsche verraten. Wie unabsichtlich ließ sie am Abend eine kostbare Schale fallen. Die Schale zerbrach, und die Frau fing so herzzerbrechend an zu weinen, dass ihr Mann ihr nicht böse sein konnte. Im Gegenteil, zusammen mit der Schwiegermutter tröstete er seine Frau und sagte:»Meine geliebte Frau, so schlimm ist es doch nun wieder nicht. Die Schale ist deine Tränen nicht wert«. Doch die Frau weinte sich ohne Unterbrechung ihre Langeweile und ihren Kummer vom Herzen.

Frigidität – Die Fähigkeit, mit dem Körper nein zu sagen

Ein Beispiel für das positive Vorgehen ist der Umgang mit dem Krankheitsbild der Frigidität. Mit diesem Krankheitsbild ist vor allem der Gynäkologe befasst, für den es erhebliche Probleme aufwirft. Eine organische Ursache lässt sich oft nicht finden, und ein Zusammenhang mit hormonellen Störungen ist eher die Ausnahme als die Regel. Auch genetische Störungen können für die meisten der betroffenen Patientinnen nicht als Ursache angenommen werden. Übrig bleiben die psychosomatischen Erwägungen, denen der praktische Gynäkologe meist ebenso offen wie hilflos gegenübersteht. Eine Ursache der Schwierigkeiten besteht in der Krankheitsbezeichnung der Frigidität selbst. Sie setzt voraus, dass die Frau die Frigidität ähnlich als gesundheitlichen Defekt mit sich trage wie eine Geschwulst der Gebärmutter. Was positives Vorgehen hier bedeutet, soll an einem Fall veranschaulicht werden.

Fallbeispiel

Frau F, 32 Jahre, kam mit ihrem Mann in die Psychotherapie. Auf die Frage, woran sie leide, antwortete an ihrer Stelle spontan der Ehemann: »Meine Frau hat sexuelle Schwierigkeiten. Sie leidet unter Frigidität.« Dies sagte er mit einer Überzeugungskraft, die mich stutzig werden ließ. Er benutzte das Wort Frigidität wie eine feststehende Diagnose. *Therapeut:* »Woher wissen Sie das?«

Herr F.: »Von unserem Hausarzt.« *Therapeut:* »Nur von Ihrem Hausarzt?«

Herr F. (sichtlich verlegen): »Ich hatte schon manchmal das Gefühl, dass mich meine Frau geschlechtlich ablehnt. Aber dass das Frigidität ist, weiß ich erst, seitdem unser Hausarzt uns beiden den Befund vorlas.«

Es schien uninteressant, dass die Diagnose der Frigidität lediglich eine Beschreibung der Qualität des Sexuallebens ist. Sie ergreift die Partei des Mannes, der seine Frau als abweisend, kalt erlebt und für den dieses Erlebnis einer tief greifenden narzisstischen Kränkung gleich kam. Frau F war durch diese aggressiv vorgebrachte Einlassung betroffen. Sie begann im Gegensatz zu ihrem Mann die Schilderung ihres Leidens damit, dass sie sich depressiv und niedergeschlagen fühle und das Gefühl habe, dass die Beziehung zu ihrem Mann gestört sei. Wegen Ausfluss aus der Scheide sei sie zum Frauenarzt gegangen und dem habe sie auch erzählt, dass sie sexuell nicht mehr empfinde als Abwehr und Ekel. Die Patientin hatte, so schien es mir, in ihrer partnerschaftlichen Beziehung die »Schuld« für die auftretenden Störungen auf sich genommen. Die verstärkte Bemühung um ein zufrieden stellendes sexuelles Leben bewirkte das Gegenteil, nämlich tiefe

Versagenserlebnisse. Die Frigidität wurde als Organminderwertigkeit empfunden und führte bei dem Versuch, sie abzubauen, in eine therapeutische Sackgasse. Jedoch besteht auch die Möglichkeit eines anderen Verständnisses dieser Störung. Frigidität bedeutet in diesem Fall eine Sexualabwehr und stellt den Versuch dar, durch Rückzug sexuellen und partnerschaftlichen Konfrontationen aus dem Wege zu gehen. Sie ist mehr als nur Geschlechtskälte, nämlich die Fähigkeit, durch den Körper nein zu sagen. Als ich dieses Gegenkonzept dem Ehepaar vorschlug, schwiegen beide betroffen. Ich meinte schon, sie könnten mit diesem Umdeutungsversuch nichts anfangen, als die Frau begann, aus ihrer Sicht das Problem zu besprechen: »Ich habe es längst aufgegeben, bei meinem Mann nein zu sagen. Er hat doch nie Zeit für mich. Er ist mit seinem Beruf verheiratet und kommt nach Hause, wann er will, und das schon seit acht Jahren«. Sie habe das Empfinden, ihre Gefühle seien auf Verteidigung eingestellt. Bei dem Gedanken, die sexuelle Aktivität ihres Mannes ertragen zu müssen, krampfe sich alles in ihr zusammen. Ihren letzten befriedigenden Geschlechtsverkehr habe sie vor sieben oder acht Jahren gehabt. Die positive Umdeutung der Frigidität bewirkte, dass das Problem plötzlich auf einer anderen Ebene erschien und neue Aspekte ins Blickfeld kamen: die berufliche Aktivität des Ehemannes; sein Mangel an Zeit; seine Unzuverlässigkeit und Unpünktlichkeit; das Gerechtigkeitskonzept der Frau, die das nicht länger ertragen wollte, und ihre Schwierigkeiten, ihr Unbehagen zum Ausdruck zu bringen. Das Symptom der Frigidität ist damit nicht bloß eine abnorme Eigenart der Frau. Es erscheint vielmehr als Ausdruck der gestörten Emotionalität und Kommunikation in der Partnerschaft. Dadurch, dass wir das Krankheitskonzept nicht wiederholten, bekamen wir neue Möglichkeiten an die Hand, das Problem familientherapeutisch anzugehen.

Neue Anregungen

Im Rahmen einer fünfstufigen Familientherapie innerhalb von 15 Sitzungen, die sich auf einen Zeitraum von zehn Monaten verteilten, konnte eine Besserung des Gesundheitszustandes der

Frau, aber vor allem eine merkliche Änderung der Kommunikationsstruktur der Familie erzielt werden. Voraussetzung dafür war es allerdings, die ausgetretenen Pfade der konventionellen Diagnose zu verlassen und zusammen mit den Patienten den Standort zu wechseln, mit dem Ziel, die bestehende Problematik in einem neuen Licht zu sehen. Die Klagen beziehen sich hier meist auf die Situationen im Umfeld der Aktualfähigkeiten. Wir greifen dies therapeutisch auf und beginnen mit den Aktualfähigkeiten (DAI). Der nächste Schritt besteht darin, die Symptomatik bzw. die kritischen Aktualfähigkeiten positiv umzudenken, wobei auch von transkulturellen Beispielen Gebrauch gemacht werden kann. Um das gegenseitige Verständnis zu erleichtern, werden die vier Vorbilddimensionen zum Thema gemacht. Nach der ersten gemeinsamen Sitzung hat sich folgendes Vorgehen als praktikabel erwiesen: Der kooperative Partner – manchmal ist es der Partner, der mehr Zeit hat – wird als Therapeut eingesetzt und führt unter Supervision die ersten drei Stufen durch. Erst nachdem hier die notwendigen Voraussetzungen für eine Kommunikation geschaffen sind, beginnt die eigentliche Paartherapie (Stufe der Verbalisierung und Zielerweiterung).

Fragebogen zu sexuellen Funktionsstörungen

Körper/Sinne – Beruf/Leistung – Kontakt – Phantasie/Zukunft

1. Haben Sie das Gefühl, »nicht zum Ziel zu kommen«, »am Ziel vorbei zu schießen«? Fallen Ihnen noch andere Sprichwörter zu Ihren Beschwerden ein? Was sagen sie Ihnen?
2. Durch wen oder was sind Sie »aufgeklärt« worden? Wie haben Sie das empfunden?
3. Haben bei Ihnen sexuelle Erregungs- und Empfindungsfähigkeiten schon von klein auf gefehlt, oder waren Sie schwach, oder ging Ihre sexuelle Ansprechbarkeit erst später verloren? Seit wann? Aus welchem Grund?
4. Machen Sie einen Unterscheid zwischen Sex, Sexualität und Liebe?
5. Sehen Sie die Beziehung zu Ihrem Partner vorwiegend unter dem Gesichtspunkt körperlicher Funktionen und Merkmale

(Körperbau, Größe, Hautfarbe, Geruch, Größe des Busens, des Gliedes, Häufigkeit des Orgasmus usw.)? Wie empfinden Sie es, wenn körperliche Funktionen und Merkmale Ihres Partners sich ändern (z. B. altersbedingt)?

6. Ist Ihr Partner für Sie »austauschbar«, oder sind Sie für Ihren Partner austauschbar?
7. Können Sie mit Ihrem Partner auch ohne sexuellen Kontakt zärtlich sein?
8. Praktizieren Sie das Intervalltraining, autogenes Training oder andere Entspannungsmethoden?
9. Nehmen Sie regelmäßig die verordneten Medikamente? Wissen Sie, wie die Medikamente wirken, was Sie von Ihnen erwarten können und welche Nebenwirkungen möglich sind?
10. Spielen Fleiß und Leistung für Sie eine große Rolle? Beziehen Sie hauptsächlich daraus Ihr Selbstwertgefühl und Anerkennung durch andere?
11. Welchen Einfluss hat Ihr Beruf/Ihre Arbeit auf Ihre sexuellen Probleme?
12. Gehen Sie beruflichen Konflikten nach Möglichkeit aus dem Wege? Welche Aktualfähigkeiten sind mikrotraumatisch Anlass oder Ursache der Konflikte? Kennen Sie das Differenzialanalytische Inventar (DAI)?
13. Sehen Sie sexuelle Erregung und Empfindung als »Leistung« an, die Sie nach Ihrem eigenen Selbstverständnis oder nach dem Ihres Partners erbringen müssen (z. B. eine bestimmte Zahl von Orgasmen)?
14. Geht Ihr Partner genügend auf Ihre Bedürfnisse ein (Vorspiel, Zärtlichkeit, Stellungen, Eindringen des Gliedes usw.)?
15. Kann Ihr Partner seine Probleme und Wünsche für Sie angemessen zum Ausdruck bringen? Argumentiert er, brüllt er, stellt er Fragen, hört er zu, zieht er sich zurück? Fühlen Sie sich von ihm angenommen?
16. Tolerieren oder begrüßen Sie Beziehungen Ihres/r Partners/in zu einem/r anderen, oder bereitet Ihnen das Unbehagen?
17. Was empfinden Sie, wenn Ihr/e Partner/in mit jemand anderem flirtet?
18. Wie stehen Sie zu einem tatsächlichen oder vermuteten »Seitensprung« Ihres/r Partners/in? Sprechen Sie darüber?

19. Haben sie die Fähigkeit entwickelt, »nein« zu sagen, wenn Sie etwas nicht möchten?
20. Spielen Eltern und Verwandte (Ihre eigenen und/oder die Ihres/r Partners/in) und Ihre Kinder eine Rolle für Ihre partnerschaftlichen Probleme?
21. Spielen Eigenschaften und Fähigkeiten (Aktualfähigkeiten) Ihres Partners in Ihrer Beziehung eine wichtige Rolle?
22. Wie stehen Sie zu folgenden Aussagen? Die Religion (Weltanschauung), der ich angehöre, legt großen Wert auf die Einhaltung der Treue. – Ich akzeptiere die Einzigartigkeit meines Partners, die sich in seinen Eigenarten und Fähigkeiten ausdrückt. – Ich habe Angst, mich fallen zu lassen, mich zu verlieren, außer Kontrolle zu geraten. – Meine sexuellen Probleme lösen Minderwertigkeitsgefühle in mir aus.
23. Was ist für Sie der Sinn des Lebens (Antrieb, Ziele, Motivation, Lebensplan, Sinn von Krankheit und Tod, Leben nach dem Tod)?
24. Akzeptieren Sie Ihre Beschwerden auch als Chance, bisher nicht erlebte Bereiche (Körper/Sinne, Beruf/Leistung, Kontakt, Phantasie/Zukunft) zu entwickeln?

4. Herausforderungen der Positiven Psychotherapie und Familientherapie

Jeder ist seines Glückes Schmied, falls er nicht Angst hat, ein heißes Eisen anzupacken.

G. Uhlenbruck

Der unentschiedene Generationskonflikt

Die Krähe und der Papagei

Ein Papagei saß zusammen mit einer Krähe in einem Käfig. Oh, wie litt der Papagei unter der Gegenwart des gefiederten, schwarzen Untiers: »Welch abscheuliches Schwarz, welch grässliche Figur, welch ordinärer Gesichtsausdruck. Wenn jemand so etwas beim Morgenaufgang sehen müsste, wäre ihm die Freude für den ganzen Tag dahin geschmolzen. Einen abstoßenderen Genossen als dich gibt es nirgendwo«. Es mag erstaunen, doch auch die Krähe litt unter der Gegenwart des Papageis. Traurig und bedrückt haderte sie mit dem Schicksal, welches sie mit jenem unangenehmen bunten Gesellen zusammengeführt hatte: »Warum muss gerade mich das Unglück treffen? Warum verließ ausgerechnet mich mein guter Stern? Warum mussten meine glücklichen Tage in solche Tage der Dunkelheit münden? Mir wäre es angenehmer, mit einer anderen Krähe auf der Mauer eines Gartens zu sitzen, zusammen mit ihr die Gemeinsamkeit zu genießen und mich zu erfreuen«. (Nach Saadi, persischer Dichter)

Fallbeispiel

Wenn zwei Partner eine Familie gründen, bringen beide ihr Programm an Konzepten mit ein. Entweder sind sie in der Lage, eine lebendige Beziehung zueinander und damit Treue zur Person zu entwickeln. Hier werden gemeinsame Konzepte entwickelt, die einen Kompromiss darstellen. Umgekehrt kann die Treue zum familiären Programm die Szene bestimmen. Ein oder beide Partner halten an den Konzepten ihrer Ursprungsfamilie fest und finden oft nur wenige Gemeinsamkeiten, nach denen ihre Partnerschaft inneren Halt gewinnen könnte. Ein Kind, das in eine solche Beziehung hineinwächst, gerät in Schwierigkeiten. Wenn es sich mit dem Programm der Mutter identifiziert, brüskiert es den Vater. Wenn es die väterlichen Konzepte übernimmt, stellt es sich gegen die Mutter. Gleichgültig, welches Konzept es übernimmt, immer wird die Entscheidung verbunden sein mit Schuldgefühlen, mit dem Gefühl, einem Elternteil Unrecht getan zu haben, und dem Bedürfnis, dieses Unrecht so bald wie möglich zu korrigieren. Dies setzt sich fort, wenn die familiären Grenzen überschritten und Beziehungen zu anderen Menschen und Gruppen geknüpft werden. Dort wiederholt sich das elterliche Arrangement. Statt einer Entscheidung bietet sich auch hier nur der Platz zwischen den Stühlen an. Konzepte können sich von Generation zu Generation fortpflanzen. Oft bewähren sie sich über Generationen hinweg, sie führen aber dann zu Schwierigkeiten, wenn sich die gesellschaftliche und familiäre Situation grundlegend ändert, das übernommene Programm aber keine Antworten für diese neue Situation beinhaltet.

Neue Anregungen

Das Festhalten an den von der Familie übernommenen Konzepten, auch wenn sie eine lange Familientradition haben, kann in die Sackgasse führen. Die traditionellen Konzepte besitzen ihre eigene Ambivalenz, die für den einzelnen nicht immer durchschaubar ist, unter deren Folgen er aber zu leiden hat. Die Konsequenz, mit der man bestimmte familiäre Konzepte festhält, wird paradoxerweise nicht immer belohnt. Vielmehr folgt ihr die Strafe, die in besonderen Fällen sogar der Ausschluss aus der traditionellen Familiengemeinschaft ist.

Seinen Gegner anhören ist wichtiger als ihm das Wort zu verbieten.

Das alte Verbot – Religiöse Vorurteile

Was nicht in uns selber liegt, regt uns nicht auf.

Hermann Hesse

Glaube an Gott und binde dein Kamel fest

Die Gläubigen kamen in Scharen, um die Worte des Propheten Mohammed zu hören. Ein Mann hörte besonders aufmerksam und andächtig zu, betete mit gläubiger Inbrunst und verabschiedete sich schließlich vom Propheten, als es Abend wurde. Kaum war er draußen, kam er wieder zurückgerannt und schrie mit sich überschlagender Stimme: »Oh Herr! Heute Morgen ritt ich auf meinem Kamel zu dir, um dich, den Propheten Gottes, zu hören. Jetzt ist das Kamel nicht mehr da. Weit und breit ist kein Kamel zu sehen. Ich war dir gehorsam, achtete auf jedes Wort deiner Rede und vertraute auf Gottes Allmacht. Jetzt, oh Herr, ist mein Kamel fort. Ist das die göttliche Gerechtigkeit? Ist das die Belohnung meines Glaubens? Ist das der Dank für meine Gebete?« Mohammed hörte sich diese verzweifelten Worte an und antwortete mit einem gütigen Lächeln: »Glaube an Gott und binde dein Kamel fest«.

Fallbeispiel

Den Mitgliedern einer Familie wurde bewusst, welche Bedeutung für sie die unreflektiert übernommene Einstellung zur Religion hatte. Zu einem aktuellen Konflikt war es dadurch gekommen, dass der 24-jährige Sohn ein katholisches Mädchen heiraten wollte. Obwohl beide Eltern und die Geschwister angaben, dass sie nicht mehr in der Tradition ihres protestantischen Glaubens stünden, wurde plötzlich die religiöse Verschiedenheit zum Problem. Wir versuchten gemeinsam mit der Familie, die Entwicklung der religiösen Konzepte zu verfolgen. Alle, außer dem »Ausbrecher«, zeigten in dem Punkt Einigkeit, dass man den »Schwarzen«, damit meinten sie die Katholiken, nicht über den Weg trauen dürfe. Soweit man sich zurückerinnern konnte, war auch keine Heirat mit einem katholischen Ehepartner erfolgt. Der Konzept-Stammbaum wurde eine spannende Detektivarbeit bis hin zur Urgroßeltern-Generation. Der Urgroßvater väterlicherseits war einer von mehreren evangelischen Pfarrern der Familienchronik. Der Großvater war Kaufmann und galt als guter Christ. Die kirchliche Bindung hatte sich bei den Eltern gelockert. Dennoch hatte sich, losgelöst von der ursprünglichen Religiosität, die Abneigung gegen den Katholizismus als Erbe der einstmals von Katholiken vertriebenen Vorfahren erhalten und war in Zusammenhang mit der bestehenden Ablösungsproblematik zu einem akuten Konfliktstoff geworden.

Neue Anregungen

Nach der Aufklärung der Familientradition war es möglich, auf die Ablösungsproblematik einzugehen, die jetzt nicht mehr durch das Konzept des Katholikenhasses verschleiert wurde. Für viele im Augenblick unmotiviert erscheinende Wünsche, Ansprüche und Reaktionen lassen sich Konzepte in einem Stammbaum zurückverfolgen, innerhalb dessen sie plötzlich einen Sinn erhalten. Nur liegt dieser Sinn bereits Generationen zurück und wird gewissermaßen verspätet eingelöst.

Spezielle Fragen

Gibt es in Ihrer Partnerschaft Probleme wegen der Religion oder Weltanschauung? Wer von Ihnen ist religiöser? Glauben Sie an ein höheres Wesen? Glauben Sie an ein Leben nach dem Tod? Was halten Sie von Religionen? Welcher religiösen Gemeinschaft gehören Sie an? Wie stehen Sie zur Kirche? Wer von Ihren Eltern war religiöser? Wie wurde die Religion zu Hause praktiziert (Gebet, Meditation, Riten)? Glauben Sie, dass Sie (Ihr Partner) sich noch weiter entwickeln und noch weitere Reserven erschließen können? Haben Sie für Ihre beruflichen und privaten Tätigkeiten feste Ziele?

Selbst von einem Feind kann der Mensch Weisheit lernen.

Aristophanes

Beruf oder Familie?

Was ist Lebensstandard? Wenn man Geld ausgibt, das man nicht hat, um Dinge zu kaufen, die man nicht braucht, damit man Leuten imponieren kann, die man nicht mag.

Redensart

Noch ein langes Programm

Ein Kaufmann hatte hundertfünfzig Kamele, die seine Stoffe trugen, und vierzig Knechte und Diener, die ihm gehorchten. An einem Abend lud er einen Freund (Saadi) zu sich. Die ganze Nacht fand er keine Ruhe und sprach fortwährend über seine Sorgen, Nöte und die Hetze seines Berufes. Er erzählte von seinem Reichtum in Turkestan, sprach von seinen Gütern in Indien, zeigte die Grundbriefe seiner Ländereien und seine Juwelen. O Saadi, seufzte der Kaufmann. »Ich habe nur noch eine Reise vor. Nach dieser Reise will ich mich endlich zu meiner wohl verdienten Ruhe setzen, die ich so ersehne wie nichts anderes auf der Welt. Ich will persischen Schwefel nach China bringen, da ich gehört habe, dass er dort sehr wertvoll sei. Von dort will ich chinesische Vasen nach Rom bringen. Mein Schiff trägt dann römische Stoffe nach Indien, von wo ich indischen Stahl nach Halab bringen will. Von dort will ich Spiegel und Glaswaren in den Yemen exportieren und von dort Samt nach Persien einführen.« Mit einem träumerischen Gesichtsausdruck verkündete er dem ungläubig lauschenden Saadi: »Und danach gehört mein Leben der Ruhe, Besinnung und Meditation, dem höchsten Ziel meiner Gedanken«. (Nach Saadi, persischer Dichter)

Fallbeispiel

In unserer Gesellschaft ist Erziehung meist gleichbedeutend mit Erziehung zur Leistung. Wir treffen daher erstaunlich häufig auf eine typische Beziehungsfalle. Ein erfolgreicher Architekt hatte eine sieben Jahre jüngere Frau geheiratet. Er wollte ihr alles bieten und arbeitete wie eine Maschine. Dafür, so meinte er, dürfte er Liebe, Zuwendung und Geborgenheit erwarten. Seine Frau nahm dieses Angebot zunächst an. Ihr Wunsch, in ihrem alten Beruf als Sekretärin tätig zu sein, wurde von ihrem Mann als Beleidigung zurückgewiesen. Die scheinbare Idylle platzte wie eine Seifenblase, als die junge Frau einen Künstler kennen lernte. Dass der andere etwas seiner Frau gab, was er für sich selbst noch nicht entdeckt hatte, merkte der Ehemann erst später: nämlich Phantasie und Zeit. Er hatte gelernt, er müsse sich Wärme, Liebe, Zuwendung und Sicherheit durch seine Leistung und seinen Fleiß verdienen. Es ist wichtig, gleichgültig, ob man sich auf dem Feld der Psychotherapie, Selbsthilfe oder Erziehung bewegt, für diese Beziehungsfallen sensibel zu werden. Die Aktualfähigkeiten, die Vorbild-Dimensionen und die vier Bereiche der Konfliktverarbeitung stellen gewissermaßen Suchgeräte dar, die Beziehungsfallen aufspüren. Im Rahmen der Psychotherapie nahm der Patient eine andere Beziehung zum Geld und zur Sparsamkeit auf.

Fleiß und Leistung sind Voraussetzungen dafür, dass es uns gut geht. Doch es kommt weniger auf das Zuviel an Fleiß als auf das Zuwenig an anderen Aktualfähigkeiten an.

Spezielle Fragen

1. Ist die materielle Seite für die Beziehung primär oder sekundär?
2. Was bedeutet für mich finanzielle Sicherheit, finanzieller Erfolg oder Verlust?
3. Was würde ich machen, wenn ich keine finanziellen Probleme hätte, bliebe ich dann noch bei meinem Partner?
4. Kann ich mit den geschäftlichen Dingen auch ohne meinen Partner umgehen oder bin ich auf ihn angewiesen?

5. Was könnte geschehen, wenn ich plötzlich nur mit dem Existenzminimum leben müsste?
6. Wie habe ich gelernt, mit Geld, Finanzen und Vermögen umzugehen?
7. Wozu benötige ich das Vermögen? Für den Kreis von Menschen, für den ich mich verantwortlich fühle? Für die soziale und gesellschaftliche Entwicklung? (Hier lohnt sich die Frage nach der eigenen Beziehung zum Zahlen von Steuern.) Für Notleidende im eigenen Land und in Entwicklungsländern? (Umgang mit Spenden)
8. Habe ich mir Gedanken darüber gemacht, wie man mit meinem Vermögen, dem von mir Geschaffenen, nach meinem Tod umgeht?

Auch wenn man gern den Versuch unternimmt, Partnerschaft und Liebe idealisierend zu entmaterialisieren, so ist nach den Erkenntnissen des »Volksmundes« die materielle Basis sicherer als das Strohfeuer der Verliebtheit. Dies wird spätestens beim Offenbarungseid der Partnerschaft, der Scheidung, deutlich, die weniger vom emotionalen Bereich handelt als vom materiellen, von dem, was so sinnig »Vermögen« heißt. Bereits bei der Partnerwahl spielen die Vermögensverhältnisse eine Rolle, und zwar umso mehr, je geschlossener und traditionsgelenkter die Gesellschaft ist. Sprichwörter künden davon: »Wo Tauben sind, fliegen Tauben hin«; »Wer nichts erheiratet oder erwirbt, bleibt ein armer Teufel, bis er stirbt.«

Neue Anregungen

Es lohnt sich manchmal, sein eigenes Verhalten genauer zu betrachten, es mit dem anderer Menschen und Kulturen zu vergleichen: Was von meinem Besitz ist Teil meiner Einzigartigkeit, auf den ich entweder nicht verzichten kann oder nicht verzichten möchte, und was davon ist eine Last, die mich und meinen Partner im Kontakt mit unserer Wirklichkeit behindert? Welche Bedeutung hat Besitz für mich, für meinen Partner?

Eine Frau fragt ihre beste Freundin, wie es denn ihrem letzten Verehrer, einem reichen älteren Mann, gehe, und erhielt folgende Antwort: »Ich glaube, es geht ihm gut. Wir hatten ein Tauschgeschäft miteinander. Am Anfang hatte ich die Erfahrung und er das Geld. Jetzt habe ich das Geld und er die Erfahrung.«

Krisenintervention

Es ist nie zu früh und nie zu spät, sondern immer höchste Zeit.

Nicht alles auf einmal

Ein Prediger kam in einen Saal, um zu sprechen. Der Saal war leer, bis auf einen jungen Stallmeister, der in der ersten Reihe saß. Der Prediger überlegte sich: »Soll ich sprechen oder es lieber bleiben lassen?« Schließlich fragte er den Stallmeister: »Es ist niemand außer dir da, soll ich deiner Meinung nach sprechen oder nicht?« Der Stallmeister antwortete: »Herr, ich bin ein einfacher Mann, davon verstehe ich nichts. Aber wenn ich in einen Stall komme und sehe, dass alle Pferde weggelaufen sind und nur ein einziges dageblieben ist, werde ich es trotzdem füttern.« Der Prediger nahm sich das zu Herzen und begann seine Predigt. Er sprach über zwei Stunden lang. Danach fühlte er sich sehr erleichtert und glücklich und wollte durch den Zuhörer bestätigt wissen, wie gut seine Rede war. Er fragte: »Wie hat dir meine Predigt gefallen?« Der Stallmeister antwortete: »Ich habe bereits gesagt, dass ich ein einfacher Mann bin und von so etwas nicht viel verstehe. Aber wenn ich in einen Stall komme und sehe, dass alle Pferde außer einem weggelaufen sind, werde ich es trotzdem füttern. Ich würde ihm aber nicht das ganze Futter auf einmal geben, das für alle Pferde gedacht war.«

Neue Anregungen

Bei schwer wiegenden familiären Problemen gilt es zunächst, die Grundfähigkeiten in sich selber und im Partner zu aktivieren. Ist die Partnerschaft in Gefahr, sich aufzulösen, hat es sich bewährt, nicht auf den bestehenden Konflikten zu insistieren, sondern von vornherein die Selbsthilfeaktivitäten anzusprechen und dem Partner die fünf Stufen der Positiven Psychotherapie und Familientherapie als Aufgaben zu vermitteln. Erst später kommen wir auf die Konflikte und ihre inhaltliche Analyse zurück. Auf die Symptomatik gehen wir im Sinne der positiven Deutung ein und versuchen damit, ein alternatives Bezugssystem der Problematik zu ermöglichen. Die Stufe der Verbalisierung wird hier – wegen der eingeschliffenen Kommunikationsstrukturen – in die therapeutische Situation verlegt, in der der Therapeut ausgleichend, umdeutend und aufdeckend wirkt. Im Rahmen der Selbsthilfe stehen die Stufen der Beobachtung/Distanzierung, der situativen Ermutigung und Zielerweiterung im Vordergrund.

Wer von Hoffnung lebt, tanzt ohne Musik.

Ökosystem und Familie

> Trachte so zu leben, dass du der Gewalt nicht
> bedarfst.
>
> *Leo Tolstoi*

Nur den Samen

*Ein junger Mann betrat im Traum einen Laden. Hinter der Theke
stand ein älterer Mann. Hastig fragte er ihn: »Was verkaufen Sie,
mein Herr?« Der Weise antwortete freundlich: »Alles, was Sie
wollen.« Der junge Mann begann aufzuzählen: »Dann hätte ich
gerne die Welteinheit und den Weltfrieden, die Abschaffung von
Vorurteilen, Beseitigung der Armut, mehr Einheit und Liebe zwischen den Religionen, gleiche Rechte für Mann und Frau und ...
und ...« Da fiel ihm der Weise ins Wort: »Entschuldigen Sie, junger Mann, Sie haben mich falsch verstanden. Wir verkaufen
keine Früchte, wir verkaufen nur den Samen.«*

Das Ökosystem

Der Rahmen der Familie wird überschritten. Außenkontakte und
gesellschaftliche Einrichtungen treten als intervenierende Variab
len in die therapeutische Sitzung ein, andere Subsysteme wie
Einrichtungen der Arbeitswelt, soziale und staatliche Organisa-
tionen werden einbezogen. Dieses Vorgehen ergänzt die Familientherapie und trägt dem Sachverhalt Rechnung, dass die Familie kein unabhängiges und eigenständiges Gebilde ist und selber
innerhalb eines ökologischen Zusammenhanges steht. Der Ansatz geht Hand in Hand mit der gemeindepsychologischen Arbeit (community psychology), deren Ziel ein Höchstmaß psy-
chologischer Gesundheit der Bevölkerung ist. Ihr Akzent liegt
auf der primären Prävention, d.h. Verhindern von psychischen
Beeinträchtigungen von vornherein. Das gemeindepsychologi-

sche Vorgehen entfernt sich von dem durch die ärztliche Standesethik geprägten Gebaren der Psychotherapeuten, darauf warten zu müssen, dass motivierte Individuen zu ihnen kommen. Damit ist zugleich die Grenze dieser Psychotherapie gezeichnet. Ihr Territorium endet bei denen, die aus verschiedenen Gründen keinen Zugang zu Psychotherapeuten haben. Diesem Selektionsvorgang versucht die Gemeindepsychologie vorzubeugen, indem sie nicht nur auf die Patienten wartet, sondern aktiv auf die Patienten zugeht.

Neue Anregungen

Die Positive Familientherapie versteht sich in diesem Sinne als Ökotherapie. Wir versuchen, gemeindepsychologische Ansätze in die Behandlung von Einzelpatienten, Paaren und Familien zu übernehmen. Zudem sehen wir eine Vielzahl von Möglichkeiten, das Instrumentarium der Positiven Familientherapie in die Gemeindepsychotherapie zu integrieren, um neue praktische Ansatzpunkte zu erschließen. Jede Therapie ist auch ein Eingriff in ein ökologisches System. So wird mit der Familientherapie, ja sogar durch die Behandlung eines einzelnen Patienten ein sozialer und politischer Effekt erzielt. Dessen praktische Auswirkungen können Anpassung, emanzipatorische Ablösung aus familiären und gesellschaftlichen Verstrickungen, Wiedergewinn der Arbeits- und Erlebnisfähigkeit sein. Im Zusammenhang mit der Ökotherapie lohnt es sich, nach den allgemeinen Ressourcen der Selbsthilfe zu fragen, wie sie z.B. in der vorwissenschaftlichen »Volkspsychotherapie« zu finden sind. Ziel ist es, für die Wirkung des eigenen Verhaltens sensibel zu machen und diese Erfahrungen im Sinne der Psychohygiene (Meng, 1958) zu nutzen. Das Vorgehen trägt der Tatsache Rechnung, dass Probleme und Konflikte in der Regel wenigstens nicht in der psychotherapeutischen Praxis entstehen, sondern im Alltag eines Menschen, der sein familiäres und berufliches Leben umschließt. Die Positive Familientherapie wendet sich daher an alle, die mit dem Gesundheitswesen zu tun haben: Psychotherapeuten, Ärzte, Psychiater, Psychologen, Sozialarbeiter, Krankenpfleger und Mitarbeiter von Gesundheitsbehörden, auch an Lehrer, Juristen, Geschäftsleute, Eltern, Jugendliche und Kinder und alle, die vor den Problemen der zwischenmenschlichen Beziehungen nicht die Augen verschließen.

Der Erfolg ist eine Folgeerscheinung.
Niemals darf er zum Ziel werden.

Gustave Flaubert

Psychosomatik und Familie

Zwei Dinge trüben sich beim Kranken:
a) der Urin, b) die Gedanken.

Eugen Roth

Das passende Wort

Ein Herrscher aus alten Zeiten grübelte über die Fragen des Lebens nach. Weil ihn das Wesen von Gut und Böse beschäftigte, befahl er seinem Diener, die Organe zu bringen, die am besten, schönsten und wertvollsten seien. Der Diener brachte das Herz und die Zunge eines Tieres. Der Herrscher schaute sich die Organe an, dachte über den Sinn nach, den sie bedeuteten und schickte den Diener nun, die hässlichsten und schlechtesten Organe zu holen. Der ging und brachte wiederum ein Herz und eine Zunge. Erstaunt fragte der Herrscher seinen Diener: »Du bringst Herz und Zunge als die besten Organe, aber auch gleichzeitig als die schlechtesten, wie kommt das?« Der Diener antwortete bescheiden: »Wenn das, was ein Mensch fühlt und denkt, offen von Herzen kommt und die Zunge nur Wahres ehrlich sagt, sind Herz und Zunge die wertvollsten Organe. Der Mensch, dem sie gehören, fühlt sich gesund und glücklich. Wenn aber das Herz zu einer Mördergrube wurde, die Wünsche verleugnet, und die Zunge Unwahrheit und Falsches sagt, sind beide Organe die reinste Strafe für den Menschen, dem sie gehören. Die Zwietracht, die er nach außen sät, erfüllt auch sein Inneres, und das Glück hat sich von ihm abgewandt«.

Fallbeispiel

Ein sympathischer, erfolgreicher junger Mann hat eine reizende, sorgfältige und ordentliche Frau, aber auch eine nette, hübsche Freundin, bei der er sich sehr wohl fühlt. Der Mann empfindet gleich ein zweifaches Glück. Die Ehefrau ist glücklich, weil sie von der Freundin nichts weiß. Die Freundin ist glücklich, weil sie meint, dass sie der Ehefrau vorgezogen wird. Nur steht dieses Glück auf sehr wackligen Füßen. Denken wir den Fall weiter. Die Freundin fordert nach einiger Zeit:»Entweder sie oder ich. Ich brauche eine klare Entscheidung.« Die Ehefrau schöpft ihrerseits Verdacht, kommt auf die Schliche ihres Mannes und fordert »sie oder ich«. Der Mann steht in der Mitte, besser gesagt, »er sitzt zwischen zwei Stühlen«. Er fühlt sich von beiden angezogen, empfindet aber Angst vor den Konsequenzen. Wie sieht es im Erleben dieses Mannes aus? Man kann sich vorstellen, dass er innerlich unruhig wird, leicht erregbar, aggressiv, oder sich zurückzieht; er will von allem nichts mehr wissen und entwickelt Depressionen. Er kann plötzlich Kopfschmerzen bekommen, wacht vielleicht in der Nacht nach Angstträumen auf und kann nicht mehr richtig schlafen. Er kann im Büro nervös werden, sich nicht mehr richtig konzentrieren. Es kann aber auch sein, dass ihm dieser ganze Ärger auf den Magen, auf die Galle schlägt. Es können sich infolge der Aufregungen und des Konfliktes Herzbeschwerden, ja sogar rheumatische und asthmatische Beschwerden einstellen. Der junge Mann, der zuvor gleich zwei Frauen sexuell beglückte, wird vielleicht schon bei einer versagen. Der Betroffene steht zwischen zwei Möglichkeiten in Konflikt.

Sinn der Krankheit

Kennzeichen vieler psychosomatischer Patienten ist die Konfliktleugnung, die sich vor allem auch als Ignorieren familiärer Konflikte darstellt. Aufgabe ist es, von psychosomatischen Symptomen zu ihnen zugrunde liegenden psychosozialen Konflikten und von dort zur Konfliktverarbeitung zu kommen. Einstieg in die Behandlung sind die vier Bereiche der Konfliktverarbeitung. Sie bieten sich schon deshalb an, weil sich psychosomatische Patienten meist mit ihrem Symptom präsentieren. Von den Formen der Konfliktverarbeitung gehen wir auf die Mikrotraumen (Aktualfähigkeiten, DAI) über. Erst dann sprechen wir den Grundkonflikt in Form der vier Vorbilddimensionen an. Eine Schlüsselrolle erhält die positive Deutung des Symptoms, die am besten von Seiten des Patienten her erfolgt. Je nach der Situation kann der Patient selber die aktive Rolle in den fünf Stufen der Selbsthilfe übernehmen. Gegebenenfalls erhält ein anderes Familienmitglied diese Aufgabe. In den fünf Stufen wird zunächst die erste Stufe angeregt. Hier gilt es nicht die Symptome, sondern die Bedingungen zu beobachten, unter denen die Symptome auftreten. Die Stufe der Inventarisierung hilft zu einer differenzierteren Betrachtungsweise. In der Verbalisierung hat sich gerade bei psychosomatischen Patienten das Konfliktthema Höflichkeit-Ehrlichkeit als Schlüsselkonflikt erwiesen.

Die folgende Skala grundlegender Lebensvorfälle macht deutlich, dass gleiche Ereignisse gleiche Bewältigungsenergie erfordern, auch wenn die betroffenen Menschen verschieden sind. Die Skala reicht von 1 bis 100, wobei gilt: je höher die Punktzahl, desto größer der Stress.

Ereignis	Vorschul- alter	Grundschul- alter	Hauptschul-/ Gymnasial- alter
Arbeitsplatzverlust eines Elternteils	23	38	48
Erbringen einer überragenden persönlichen Leistung	23	39	45
Tod eines Großelternteils	30	38	35
Schul- oder Kindergartenwechsel	33	46	52
Entdeckung, ein Adoptivkind zu sein	33	52	58
Abwesenheit des Vaters	36	45	42
Verschlechterung des Verhältnisses zu den Altersgenossen	38	51	68
Aufnahme eines dritten Erwachsenen in die Familie (z.B. Großelternteil)	39	41	34
Zunahme der Auseinandersetzungen mit den Eltern	39	47	46
Eintritt in den Kindergarten bzw. die Grundschule oder die höhere Schule	42	46	45
Zunahme der Auseinandersetzungen zwischen den Eltern	44	51	48

Ereignis	Vorschul-alter	Grundschul-alter	Hauptschul-/Gymnasial-alter
Wiedereintritt der Mutter ins Berufsleben	47	44	36
Geburt/Adoption eines Geschwisterkindes	50	50	50
Schwere Erkrankung und Kranken-hausaufenthalt eines Elternteils	51	55	54
Erleiden einer sichtbaren Verunstaltung	52	69	83
Eigener Krankenhausaufenthalt	59	62	59
Tod eines Geschwisterkindes	59	68	71
Erneute Heirat des erziehenden Elternteils	62	65	63
Scheidung der Eltern	78	84	84
Tod eines Elternteils	89	91	94
Sitzenbleiben		57	62

1. Tod des Ehegatten	100
2. Scheidung	73
3. Trennung	65
4. Gefängnis	63
5. Verletzung oder Krankheit	53
6. Verheiratung	50
7. Arbeitsentlassung	47
8. Eheliche Versöhnung	45
9. Pensionierung	45
10. Änderung der Schlafgewohnheiten	16
11. Änderung der Familienzusammensetzung	15
12. Änderung der Essgewohnheiten	15
13. Ferien	13
14. Weihnachten	12
15. Kleine Gesetzesüberschreitungen	11

Symptomtradition

Nicht nur Konzepte werden überliefert, sondern auch Symptome. Sie haben in der Beziehung der Generationen ihre eigene Kontinuität. Diese Symptome sind selbst Ausdruck von Konzepten dem Körper, der Krankheit und der zwischenmenschlichen Kommunikation gegenüber. Es lohnt sich, die Familiengeschichte auf Krankheiten und Symptome hin zu befragen. Dies geschieht nicht nur, um der Vererbung von Krankheiten auf die Spur zu kommen. Vielmehr geht es darum, die Bedeutung der Symptome und die ihnen zugrunde liegenden Konzepte zu erfassen. Sie stehen im engen Wirkungszusammenhang mit den Formen der Konfliktverarbeitung, den Vorbild-Dimensionen und den Aktualfähigkeiten.

Neue Anregungen: Fragen zur Symptomtradition

1. Wo sind Sie bisher behandelt worden? Welche Symptome und Krankheiten wurden behandelt? Welche Erklärungen wurden für die Krankheit gegeben?
2. Welche Formen der Konfliktverarbeitung bevorzugen Sie? Welche Medien der Konfliktverarbeitung bevorzugten Ihre Eltern, Großeltern usw.? Welche Krankheiten finden sich in Ihrer Familie, bei Ihren Eltern, Großeltern und Verwandten? Wie ging man in der Familie mit diesen Krankheiten um? Welche Situationen fallen Ihnen dazu ein?

> Viele Menschen ruinieren ihre Gesundheit in der ersten Hälfte ihres Lebens, um zu Geld und Erfolg zu kommen und geben dieses Geld in der zweiten Hälfte des Lebens aus, um wieder gesund zu werden.

Was hat Herzneurose mit der Familie zu tun?

Was haben Sie auf dem Herzen?

Fallbeispiel

Ein 36-jähriger Perser, Behzad, lebte schon einige Jahre in Deutschland und war mit einer deutschen Frau verheiratet. Bevor er zu mir in die psychotherapeutische Praxis kam, hatte er bereits eine Odyssee der ärztlichen Behandlungen hinter sich. Seit fünf Jahren klagte er über Kreislaufstörungen und Herzbeschwerden, Depressionen und Angstgefühle. Eine organische Ursache der Beschwerden konnte jedoch nicht festgestellt werden. Die Behandlung mit herzspezifischen Medikamenten blieb nicht nur erfolglos, im Gegenteil. Das Herz geriet immer mehr ins Zentrum der Aufmerksamkeit.

In der psychotherapeutischen Situation erschien der Patient als sehr sensibel, höflich und rücksichtsvoll. Behzad war als Einzelkind fast ausschließlich unter Frauen aufgewachsen, die sich liebevoll und rührend um ihn gekümmert hatten. Ihm war die Zuwendung seiner weiblichen Familienmitglieder mehr wert als der Selbstbehauptungskampf. In seiner Heimat funktionierte das System seiner Vielweiberei komplikationslos. Als er aber vor fünf Jahren nach Deutschland kam und eine deutsche Frau heiratete, begannen die Schwierigkeiten. Doch nicht sie war der eigentliche Konfliktpartner, sondern vielmehr seine »alten Frauen«. Sein Problem war, dass er nicht nein sagen konnte: »Meine Mutter, die Tanten, die Großmutter, alle wollen immer etwas von mir haben. Ich habe gar keine Zeit mehr für mich und meine Familie.« Wir kamen auf das Höflichkeitsproblem zu sprechen, das im Zentrum der aktuellen Konfliktsituation zu stehen schien. Es stand in enger Beziehung zur emotionalen Zurückhaltung, dem Wunsch nach Geborgenheit und mütterlicher Anerkennung auf der einen Seite, Selbstbehauptung, Eigenständigkeit und Integrität auf der anderen: »Die haben sich um mich so viel bemüht, das kann ich ihnen

119

nicht antun. Das wäre undankbar und gemein.« Als Verschreibung gab ich ihm ein persisches Sprichwort: »Wenn ich etwas sage und deswegen schlecht bin, ist das immer noch besser, als wenn ich nichts sage und dumm wäre wie ein Esel.« Behzad griff dieses Thema auf: »Ich finde diesen Spruch ganz großartig. Er passt wirklich auf mich. Wie oft war ich schon dumm wie ein Esel und habe nicht gesagt, was mich stört.« Trotz dieser Begeisterung hatte Behzad Bedenken: »Wenn ich meine Meinung sage, werden die anderen böse, und ich weiß wirklich nicht, ob ich das ertragen kann.« Diese Bedenken wiesen vor allem darauf hin, dass Behzad über einen beträchtlichen Aggressionsüberschuss verfügte. Er misstraute diesen verdrängten Kräften so sehr, dass er ihnen noch nicht einmal den Abfluss gestatten wollte, der durch ein offenes und ehrliches Verhalten entstanden wäre. Als Verschreibung gab ich ihm den folgenden Spruch: »Nicht der ist zu fürchten, der Lärm und Spektakel macht, sondern der, der den Kopf einzieht und schweigt.« Behzad beschäftigte sich auch mit dieser Verschreibung. »Mir ist ein Gedanke gekommen, der mich nicht mehr loslässt. Wen es tatsächlich so ist, dann steckt ja darin, dass ich alles in mich hineinschlucke, viel mehr Zorn, Wut und Aggressionen, als wenn ich in diesem oder jenem Punkt meine Meinung vertrete.« Damit hatte Behzad zunächst im kognitiven Bereich einen Standortwechsel versucht, der zum Wendepunkt für das therapeutische Geschehen wurde. Behzad gewann zusehends Einsicht in seine Konflikte und die ihn belastenden Faktoren. Darüber hinaus lernte er durch den Standortwechsel andere Antworten auf seine Konfliktsituation kennen, vor allem aber zwischen den eigenen Wünschen und denen der anderen zu unterscheiden. Die Behandlung dauerte 12 Sitzungen über 8 Monate. Die körperlichen Beschwerden, Depressionen und Ängste seien nicht mehr aufgetreten.

Das ist nun das Schicksal der Menschen:
Im Streit miteinander bilden sie sich aus.

Leopold von Ranke

Die Arbeit mit dem Konzeptstammbaum – Familientradition und Identität

Das letzte Argument des Starken ist die Faust.

H. Walters

Das Marionettenspiel

Im Zelt eines Marionettenspielers stand dicht gedrängt eine Menschenmenge, die lauthals lachend dem Spiel der Marionetten folgte. Ganz hinten stand ein Vater mit seinem Sohn. Während der Vater auf den Zehenspitzen stehend die Szene gerade noch sehen konnte, reichte der Sohn mit seinem Kopf nur bis zur Hüftschärpe der Umstehenden. Er reckte sich den Hals aus und weinte schließlich, bis ihn der Vater auf die Schultern nahm. War das ein Vergnügen! Hoch oben über alle Turbane hinweg sah nun der Junge das lustige Spiel der Puppen. Er weinte nicht mehr, sondern jauchzte, hüpfte auf den Schultern des Vaters, als wäre er ein Reiter, und der Vater das Pferd. Begeistert trommelte er mit seinen Fäusten auf den Kopf des Vaters, trampelte mit seinen Füßen gegen dessen Brust und vergaß völlig, dass er auf seinem Vater saß. Plötzlich merkte er eine Hand auf seiner Schulter. Erschreckt drehte er sich um und sah einen weißbärtigen, gütig blickenden Derwisch. »Mein Sohn«, sprach dieser, »du amüsierst dich sehr gut, du siehst das Marionettentheater besser als viele andere im Zelt. Doch denke daran, wenn dein Vater sich nicht die Mühe gemacht hätte, dich auf seine Schultern zu laden, stündest du noch unten, im Schatten der anderen. Vergiss also nicht, auf wessen Schultern du sitzt. Du solltest dich freuen und glücklich sein. Du solltest aber auch die anderen, auf deren Schultern du glücklich bist, nicht vergessen.«

Fallbeispiele

Um die Situation einer Familie zu verstehen, müssen wir die Situation kennen, die in der Herkunftsfamilie der Eltern bestanden hat, um die Tradition von Symptomen, Konflikten und Lösungsstrategien zu verfolgen. Mit diesem Vorgehen geschieht zweierlei: Einmal wird bewusst, dass Eigenheiten geschichtlich gewachsen sind und damit nicht absolute, sondern relative Bedeutung haben. Vieles, was bei oberflächlicher Betrachtung unter Begriffe wie »endogen«, »angeboren«, »charakterlich bedingt« fällt, hat seine Ursachen in familiären Überlieferungen. Zum anderen gewinnt man Einsicht in die Mechanismen, nach denen diese familiären Traditionen überliefert wurden. Sie sind »Spielregeln zweiter Ordnung« und legen fest, wie verpflichtend die familiären Konzepte sind und welche Verbindlichkeit sie beanspruchen.

Aus der Familientradition können Problemstellungen und Aufgaben erwachsen, die über Generationen gepflegt werden, bis schließlich einer die Aufgabe übernimmt, den Bann zu brechen, der auf der Familie liegt. Ängste, Zwangsrituale und Abhängigkeiten, die der Familie ihr eigenes Gepräge gegeben haben, werden durch den aktiven Einsatz eines Familienmitgliedes beschworen. Eine dreiköpfige Familie kam in meine Praxis. Als Patient wurde der 19-jährige Sohn vorgestellt, der sich verschlossen und ablehnend gab. Die Eltern formulierten ihr Anliegen: »Unser Sohn ist das schwarze Schaf der Familie und muss auf den rechten Weg gebracht werden.« Die Symptome, die er bot, waren eindrucksvoll. Die klassische Psychiatrie hätte ihn einen haltlosen Psychopathen genannt. Der junge Mann bestätigte dies. Den Erwartungen, die seine Eltern an ihn stellten, könne er einfach nicht gerecht werden. In der Tat berichtete der Vater, dass er wahnsinnig viel zu tun hätte und Angst hätte, sich bei all dieser Hetze einen Herzinfarkt zu holen. Von sich aus begann der Vater von seiner eigenen Kindheit und seinen Eltern zu erzählen: »Ich bin der älteste von drei Geschwistern und habe mich immer an die familiäre Ordnung gehalten. Ich habe es zu etwas gebracht, auf das ich stolz sein kann. Nur auf meinen Sohn bin ich nicht stolz. In unserer Familie herrschte Ordnung. Wir wussten genau, wo es langgeht. Bei uns galt: Ohne Fleiß kein Preis. Ich habe in meinem Leben so viel geschafft, wie es zehn Leute vom Schlage meines Sohnes nicht schaffen würden. Sie können sich vorstellen, wie weh es mir tut zu sehen, das mein Sohn so gänzlich aus der Art geschlagen ist.« Ich bat die Mutter, die Geschichte ihrer Familie zu erzählen. Sie entstammte einer Familie, die eher kleinbürgerlich war. Das Milieu, in dem sie gelebt hatte und das sie noch heute vertrat, kristallisierte sich in dem Konzept: »Was sagen die Leute?« Sie stand unter dem Druck, etwas Besonderes zu erreichen, um ihrer Familie Achtung und Ansehen zu verschaffen. Die Aktualfähigkeiten, die in dieser Familientradition auffällig sind, waren Ordnung, Sparsamkeit und Höflichkeit, Leistung und Prestige. Es musste zumindest der Schein des sozialen Ansehens gewahrt bleiben und das Gefühl, als Angehörige einer höheren sozialen Schicht zu gelten. Für die Familie konnten wir einen Konzeptstammbaum nachzeichnen, in dem die überlieferten Familienkonzepte enthalten waren. Dieser Konzeptstammbaum entstand dadurch, dass die Familienmitglieder versuchten, wesentliche Konzepte ihrer Vorfahren, so wie es ihnen überliefert worden war, zu erinnern. Durch den Stammbaum lässt sich auf der väterlichen und mütterlichen Linie eine eindeutige Aufsteigertendenz verfolgen. Es hatte sich über Generationen die Verpflichtung erhalten, immer mehr zu leisten und mehr Ansehen zu gewinnen. Der Sohn brach aber aus der Familientradition aus. Es zeigte sich, dass er, im Sinne einer antiautoritären Revolte, sich gegen die Vorschriften des Vaters auflehnte. Das familiäre Konzept der Mutter enthält den orientierenden Seitenblick zu einer sozialen Bezugsgruppe. Während der Vater in seiner Leistungsbezogenheit »kontaktarm« war, legte der Sohn im Sinne des mütterlichen Konzeptes mehr Wert darauf, unmittelbar von anderen bestätigt zu werden. Diese anderen waren Gleichaltrige, deren Anerkennung für ihn wichtig wurde. Sie gaben ihm die Möglichkeit, sich gegenüber dem Vater zu profilieren, ohne die nahezu aussichtslos gewordene lawinenartige Erfolgstendenz seiner Familie fortzusetzen. Er maß seine Situation an den herrschenden Auffassungen seiner Bezugsgruppe und stellte sich damit in Opposition zu den elterlichen Leistungsanforderungen. Damit verließ er das Leistungskonzept, unter dessen Zwang die vorhergehenden Generationen gestanden hatten, und befreite sich von ihm. An dessen Stelle trat die Beziehung zu anderen Menschen. Die Familientherapie lief damit anders, als die Eltern es erwartet hatten. Der Therapeut beschäftigte sich nicht nur mit dem scheinbar Kranken, sondern mit den Konzepten aller Familienmitglieder und deren Entwicklung. Die Symptomatik des Sohnes zeigte sich nicht als psychiatrisches Syndrom, sondern als Reaktion auf überlieferte familiäre Konzepte.

Neue Anregungen

Diese Differenzierung des Konzeptstammbaumes führte zu einer Differenzierung der familiären Situation. Das Problem der Familie, das vorher nur dem Sohn als dem schwarzen Schaf zugeschrieben wurde, wurde als Problem der gesamten Familie erkannt, die es in verschiedenen Gestalten über mehrere Generationen weitergegeben hatte.

Ahnen Kollektive Vergangenheit	Ahnen Kollektive Vergangenheit
Ur-Großvater Üb` immer Treu und Redlichkeit, aber zeig, was du kannst (Leistung, Ehrlichkeit, Sparsamkeit).	**Ur-Großvater** Bei uns solle es auch so sein, wie bei den besseren Leuten (Leistung, Gerechtigkeit, Höflichkeit, Sparsamkeit).
Großvater Was du ererbt von deinen Vätern, erwirb es, um es zu besitzen (Lieblingsspruch des Großvaters: Tradition, Leistung, Sparsamkeit).	**Großvater** Zeig allen, dass du etwas Besonderes bist; was sagen die Leute? (Fleiß/Leistung, Höflichkeit).
Vater Kannst du was, dann bist du was. Ich muss erfolgreich sein und muss dafür arbeiten (Fleiß/Leistung, Zeit).	**Mutter** Wir haben etwas erreicht. Wir sind etwas Besseres und müssen uns auch so benehmen (Höflichkeit, Leistung).

Sohn
Symptomträger

Weniger materielle Güter werden von einer Generation zur anderen weitergegeben als vielmehr Strategien der Konfliktverarbeitung und Symptombildung, Weltanschauungen und Beziehungsstrukturen, die von Eltern auf die Kinder übergehen, von diesen aufgehoben und wiederum an die eigenen Kinder weitergegeben werden.

> Den Wert von Menschen und Diamanten kann man erst erkennen, wenn man sie aus der Fassung bringt.
>
> *Positive Psychotherapie*

Die Arbeit mit Psychosen in der Familientherapie

> Nicht jene, die streiten, sind zu fürchten, sondern
> jene, die ausweichen.
>
> *Marie von Ebner-Eschenbach*

Die Schwierigkeit, es alles recht zu machen

Der Vater zog mit seinem Sohn und einem Esel in der Mittagsglut durch die staubigen Gassen von Keshan. Der Vater saß auf dem Esel, den der Junge führte. »Der arme Junge«, sagte da ein Vorübergehender, »seine kurzen Beinchen versuchen mit dem Tempo des Esels Schritt zu halten. Wie kann man so faul auf dem Esel herumsitzen, wenn man sieht, das das kleine Kind sich müde läuft«. Der Vater nahm sich dies zu Herzen, stieg hinter der nächsten Ecke ab und ließ den Jungen aufsitzen. Gar nicht lange dauerte es, da erhob schon wieder ein Vorübergehender seine Stimme: »So eine Unverschämtheit, sitzt doch der kleine Bengel wie ein Sultan auf dem Esel, während sein armer alter Vater nebenherläuft«. Dies schmerzte den Jungen, und er bat seinen Vater, sich hinter sich auf den Esel zu setzen. »Hat man so etwas schon gesehen?«, keifte eine schleierverhangene Frau, »solche Tierquälerei! Dem armen Esel hängt der Rücken durch, und der alte und der junge Nichtsnutz ruhen sich auf ihm aus, als wäre er ein Diwan, die arme Kreatur!« Die Gescholtenen schauten sich an und stiegen beide, ohne ein Wort zu sagen, vom Esel herunter. Kaum waren sie wenige Schritte neben dem Tier hergegangen, machte sich ein Freund über sie lustig: »So dumm möchte ich nicht sein. Wozu führt ihr denn den Esel spazieren, wenn er nichts leistet, euch keinen Nutzen bringt und noch nicht einmal einen von euch trägt?« Der Vater schob dem Esel eine Hand voll Stroh ins Maul und legte seine Hand auf die Schulter seines Sohnes. »Gleichgültig, was wir machen«, sagte er, »es findet sich doch jemand, der damit nicht einverstanden ist. Ich glaube, wir müssen selbst wissen, was wir für richtig halten.«

Auf Fähigkeiten achten

Gedacht ist hier an akute Situationen oder an solche, in denen die Gefahr der Dekompensation besteht. Ansonsten gelten die Prinzipien, wie sie auch für die Arbeit mit der Kernfamilie angezeigt sind. Für den Therapeuten und die Patientenfamilie ist die positive Deutung der Symptomatik, der Hinweis auf die Funktion, welche die Symptome für die Familie besitzen, der erste Schritt. Eine Hilfe dafür sind die vier Formen der Konfliktverarbeitung: In welcher Weise verarbeiten der schizophrene Patient und seine Familienmitglieder ihre gemeinsamen Probleme? Ähnlich wie in der partnerschaftlichen Krise sind die Grundfähigkeiten das Fundament der Behandlung. Gemeinsam mit der Patientenfamilie werden die Aktualfähigkeiten (DAI) und die vier Vorbilddimensionen durchgearbeitet. Dabei gilt es, die vorbewussten Konzepte zu verdeutlichen. Zielrichtung ist es, dass die Familienmitglieder das abweichende Verhalten akzeptieren lernen und dessen positive Wertigkeit begreifen (sich von dem Konzept »Was sagen die Leute?« zu distanzieren). Eine weitere Zielrichtung ist es, die intakten Fähigkeiten des Patienten und seiner Familie anzusprechen.

Neue Anregungen

Die Vorgehensweise der Psychotherapie bei Psychosen orientiert sich an den dargestellten Ergebnissen. Das heißt: Nicht nur der Kranke allein ist Gegenstand der Psychotherapie, sondern auch seine familiäre, manchmal auch berufliche Umgebung. Die Strategie greift somit an drei Wurzeln an:

1. Der unmittelbare Leidensdruck wird evtl. durch Medikamente gedämpft.
2. Die Bezugsgruppe des Patienten wird auf ihre besondere Rolle hin vorbereitet.
3. Der Patient wird im Sinne der Positiven Psychotherapie behandelt.

Die so genannte Depersonalisation beispielsweise äußert sich darin, dass der Patient seine persönlichen Belange vernachlässigt: Er wäscht sich nicht (Sauberkeit); zieht sich zurück (Kontakt); belässt seine Umgebung in totaler Unordnung (andere Schizophrene neigen zu extremer Ordnung); die Umgangsformen werden eigenwillig und bizarr (Höflichkeit); seine Verpflichtungen nimmt er nicht mehr wahr (Leistung/Pünktlichkeit). Diese Symptome fallen sozial am ehesten ins Gewicht und werden auch zu den Kriterien dafür, ob eine Bezugsgruppe einen Patienten akzeptieren kann oder aufgrund der Eigenarten zurückweist. Die Positive Psychotherapie eignet sich besonders zur Behandlung von Schizophrenien, weil sie sich auf die typischen Schizophreniesymptome beziehen kann und fokal eine Resozialisierung des Patienten anstrebt. Sie berücksichtigt neben den lebensgeschichtlichen und situativen Daten vor allem solche Aussagen, welche die Einstellungen des Patienten und seiner Bezugspersonen zu den Aktualfähigkeiten und Medien wiedergeben. Damit werden nicht nur reine Fakten und Daten gesammelt, sondern die Einstellungen als Hinweise auf die Konzepte des Patienten und seiner Bezugs- bzw. Pflegepersonen untersucht.

Man kann auf seinem Standpunkt stehen,
aber man sollte nicht darauf sitzen.

Die Arbeit mit der Gruppenpsychotherapie

Global denken und lokal handeln.

Vergleiche hinken

Zum Arzt kam ein Schuster, der unter starken Schmerzen litt und dem Tode nahe schien. Der Arzt gab sich Mühe, fand aber kein Rezept, das noch hätte helfen können. Ängstlich fragte der Patient: »Gibt es nichts mehr, was mich retten kann?« Der Arzt antwortete: »Ich kenne leider keine anderen Mittel«. Darauf antwortete der Schuster: »Wenn nichts mehr hilft, dann habe ich zum Schluss noch einen Wunsch. Ich möchte einen Eintopf mit zwei Kilo dicken Bohnen und einem Liter Essig«. Der Arzt hob resigniert die Schultern: »Ich halte nicht viel davon, aber wenn Sie meinen, können Sie es versuchen«. Die Nacht über wartete der Arzt auf die Todesnachricht. Am nächsten Morgen aber war der Schuster zum Erstaunen des Arztes quicklebendig und gesund. So schrieb er in sein Tagebuch: Heute kam ein Schuster zu mir, für den es kein Mittel mehr gab. Aber zwei Kilo Bohnen und ein Liter Essig haben ihm geholfen. Kurze Zeit darauf wurde der Arzt zu einem schwer kranken Schneider gerufen. Auch in diesem Fall war er am Ende seiner Kunst. Als ehrlicher Mann gestand er dem Schneider dies ein. Der bettelte: »Wissen Sie nicht doch noch eine andere Möglichkeit?« Der Arzt dachte nach und sagte: »Nein, aber vor nicht allzu langer Zeit kam ein Schuster zu mir, der unter ähnlichen Beschwerden litt wie Sie. Ihm halfen zwei Kilo Bohnen und ein Liter Essig«. »Wenn nichts mehr hilft, werde ich das halt versuchen«, antwortete der Schneider. Er aß die Bohnen mit Essig und war am nächsten Tag tot. Daraufhin schrieb der Arzt in sein Tagebuch: Gestern kam ein Schneider zu mir. Ihm war nicht zu helfen. Er aß zwei Kilo Bohnen mit einem Liter Essig, und er starb. Was für die Schuster gut ist, ist nicht gut für die Schneider.

Jeder von uns erfährt immer wieder am eigenen Leibe, dass ihm manche Dinge leichter fallen als andere, dass er für manches mehr Interesse aufbringen kann als für anderes und dass er über individuelle Fähigkeiten verfügt. Obwohl vieles in unserer Gesellschaft, ja sogar die Art, wie wir uns selbst und andere wahrnehmen, durch Vergleiche definiert wird, sind wir anderen nicht gleich. Alle Menschen haben zwar sehr vieles gemeinsam, doch sie unterscheiden sich zum Teil ganz erheblich.

Fallbeispiel

Eine 32-jährige Journalistin klagte in einer psychotherapeutischen Frauengruppe: »Mit meiner Sexualität stimmt was nicht. Ich bin nicht normal. Ich glaube, ich bin frigide…« Die anderen Gruppenmitglieder horchten interessiert auf. Eine andere Patientin fragte spontan: »Woran merkst du denn das?« *Patientin:* »Ich hatte schon immer das Gefühl. Aber so richtig habe ich es erst nach einem Gespräch mit meiner Freundin gemerkt. Wir hatten uns über einen Artikel zum Thema Orgasmus unterhalten, der in einer Zeitschrift erschienen war. Sie begann mir dann vorzuschwärmen, dass der Orgasmus für sie das allergrößte Erlebnis sei. Ich komme mir dagegen gefühlsmäßig vollkommen verödet vor«. *Frau T:* »Wie ist denn das bei dir mit dem Orgasmus?« *Patientin:* »Im Bett kenne ich eigentlich nur meinen Mann. Wir kommen etwa zweimal in der Woche sexuell zusammen. Unangenehm ist mir das nicht. Wenn ich ehrlich bin, macht mir das sogar Spaß, aber irgendwie fehlt mir das großartige Erlebnis.« Als Therapeut verzichtete ich darauf, die Äußerungen der Patientin zu deuten. Ich erzählte der Gruppe vielmehr die Geschichte »Vergleiche hinken«. Darauf wurde die Gruppenszene sehr dynamisch. Eine Patientin erzählte, dass sie an der Sexualität überhaupt keinen Spaß hätte. Eine 49-jährige Patientin stellte fest: »In meinem Alter ist die Sexualität kein Problem mehr. Für mich ist es wichtiger, in Ruhe mit meinem Mann zusammenzuleben und das Gefühl zu haben, dass wir füreinander da sind«. Für die Gruppe war plötzlich einsehbar, dass jeder seine eigene Art des Erlebens hat, dass jeder von eigenen Problemen, Erfahrungen und Fragestellungen geprägt ist. Die Gruppengespräche drehten sich um das Thema Einzigartigkeit, und es wurden Erfahrungen und Phantasien ausgetauscht, die für jeden einzelnen mit diesem Thema verbunden waren.

Neue Anregungen

Die Positive Psychotherapie und Familientherapie arbeitet themenzentriert. Die zur Diskussion stehenden Themen werden entweder von den Gruppenmitgliedern eingebracht oder von dem Therapeuten in Form von Geschichten vorgegeben. Die Geschichten sind dann Assoziationsangebote für die Gruppenmitglieder. Ein wichtiges Ordnungsprinzip für die Gruppenpsychotherapie sind die drei Interaktionsstadien: Verbundenheit, Unterscheidung, Ablösung. Innerhalb dieser Kategorien wird Schritt für Schritt das Instrumentarium der Positiven Psychotherapie und Familientherapie durchgearbeitet. So können für einen größeren Zeitraum die Aktualfähigkeiten, die vier Formen der Konfliktverarbeitung zum thematischen Zentrum der Gruppe werden. Es geht dabei jedoch nicht primär um den Erwerb einer therapeutischen Kompetenz. Ziel ist es vielmehr, dass innerhalb der Gruppe jedes Gruppenmitglied seine persönlichen Erlebnisse und Konzepte in Zusammenhang mit einem vorgegebenen Thema wieder erinnert, aktualisiert und in die Gruppe einbringt. Um diese Informationen auszuweiten, ergänzt der Therapeut die Konzepte der Gruppe beispielsweise durch alternative transkulturelle Konzepte. Zur Bewältigung von Krisen in der Gruppe helfen positive Umdeutungen. Das bedeutet nicht unbedingt, dass begütigend und beschwichtigend eingegriffen wird. Vielmehr erhalten die Gruppenmitglieder durch diese positive Umdeutung neue Informationen, die sie anregen, neue Lösungsstrategien für das einzelne Gruppenmitglied zu finden. *Positive Selbsthilfegruppen:* Technisch gilt das, was wir zur Gruppenpsychotherapie gesagt haben. Allerdings liegt in der Selbsthilfegruppe der Schwerpunkt auf dem Aktualkonflikt. Als Selbsthilfegruppen haben sich im Zusammenhang mit der Deutschen Gesellschaft für Positive Psychotherapie e.V. (DGPP) Lehrergruppen, Juristengruppen, Ärztegruppen und Psychotherapeutengruppen gebildet, die spezielle Probleme aus ihren Tätigkeitsbereichen behandeln. Wesentlich ist die Selbsterfahrung, das Sensibelwerden für die eigenen Konzepte und Gefühle. So lernen die Mitglieder anhand des Instrumentariums der Positiven Psychotherapie und Familientherapie die eigenen Konzepte kennen und lernen, sie innerhalb der Gruppe auch durch transkulturelle interdisziplinäre Beispiele zu relativieren. Die positive Selbsthilfegruppe weist in vier Richtungen:

1. Die Beziehungen Arzt/Therapeut – Patient, Lehrer – Schüler, Jurist – Klient usw.
2. Die Beziehung von Ärzten, Therapeuten, Juristen, Lehrern usw. zu ihren Kollegen und darüber hinaus die Möglichkeit einer interdisziplinären Zusammenarbeit.
3. Die Beziehung der Teilnehmer zu ihrer eigenen Familie
4. Die Beziehung der Teilnehmer zu ihrer eigenen Lebensphilosophie, Weltanschauung und Religion

Diese Form der Selbsthilfegruppen ist als ein Schritt zu einer umfassenderen Gemeindepsychologie gedacht, in der es möglich ist, dass Vertreter verschiedener Disziplinen zusammenarbeiten, psychohygienische Überlegungen fachübergreifend berücksichtigen und als Menschen und Mitmenschen von ihrer Fähigkeit zur Selbsthilfe Gebrauch machen können.

Lehrer: »Martin, wie viele Kinder seid ihr zu
    Hause?«
Martin: »Sechs Jungen, und jeder von uns hat eine
    Schwester.«
Lehrer: »Dann seid ihr also 12 Kinder!«
Martin: »Nein, bloß sieben.«

5. Selbsthilfe: 13 spezielle Techniken in der Positiven Psychotherapie und Familientherapie als »Hausaufgabe«

Wer mit der Seele nicht dabei ist, hat keinen Beruf, sondern nur eine Beschäftigung.

Die goldenen Zeltnägel

Ein Derwisch, dessen Freude die Entsagung und dessen Hoffnung das Paradies war, traf einst einen Fürsten, dessen Reichtum alles übertraf, was der Derwisch je gesehen hatte. Das Zelt des Adligen, der außerhalb der Stadt zur Erholung lagerte, war aus kostbaren Stoffen, und selbst die Zeltnägel, die es hielten, waren aus purem Gold. Der Derwisch, der es gewohnt war, Askese zu predigen, überfiel den Fürsten mit einem Wortschwall, wie nichtig doch der irdische Reichtum, wie eitel die goldenen Zeltnägel, wie vergeblich die menschlichen Mühen seien. Wie ewig und herrlich seien dagegen die heiligen Stätten. Entsagung bedeutete das größte Glück. Ernst und nachdenlich hörte der Fürst zu. Er ergriff die Hand des Derwischs und sprach: »Deine Worte sind für mich wie die Glut der Mittagssonne und die Klarheit des Abendwindes. Freund, komm mit mir, begleite mich auf dem Weg zu den heiligen Stätten«. Ohne rückwärts zu schauen, ohne Geld, ohne ein Reitpferd oder einen Diener mitzunehmen, begab sich der Fürst auf den Weg. Erstaunt eilte der Derwisch hinterher: »Herr! Sag mir doch, ist es dein Ernst, dass du zu den heiligen Stätten pilgerst? Wenn es so ist, warte auf mich, dass ich schnell meinen Pilgermantel hole«. Gütig lächelnd antwortete der Fürst: »Ich habe meinen Reichtum, meine Pferde, mein Gold, mein Zelt, meine Diener und alles, was ich hatte, zurückgelassen; musst du dann wegen eines Mantels den Weg zurückgehen?« – »Herr«, staunte der Derwisch, »erkläre mir bitte, wie konntest du all deine Schätze zurücklassen und selbst auf deinen Pilgermantel verzichten?« Der Fürst sprach langsam: »Wir haben die goldenen Zeltnägel in den Boden geschlagen, nicht aber in unser Herz!«

Die in der Positiven Psychotherapie entwickelten Techniken können auch im Rahmen der Familientherapie und Selbsthilfe intensiv eingesetzt werden. Sie stellen ein »Baukastensystem« dar, aus dem man je nach der Situation des Betroffenen die entsprechende Technik herausgreifen und gezielt und effektiv einsetzen kann, sodass rasche Veränderungen sowohl beim Kranken als auch in seinem Umfeld sichtbar werden.

1. Das positive Menschenbild und die positive Deutung der Beschwerden (vgl. Vorwort und Einleitung)
2. Geschichten, Lebensweisheiten, Sprachbilder und Humor als Hilfe zum Standortwechsel (vgl. Konzepte in der therapeutischen Arbeit: Standortwechsel)
3. »Ist-Wert« und »Soll-Wert«
4. Tagesablauf
5. Mikrotrauma und Makrotrauma (vgl. Abriss der Positiven Psychotherapie und Familientherapie)
6. Aktual- und Grundkonflikt (vgl. Abriss der Positiven Psychotherapie und Familientherapie)
7. Vier Qualitäten des Lebens: das Balance-Modell (vgl. Abriss der Positiven Psychotherapie und Familientherapie)
8. Reise in die Vergangenheit – Grundkonflikt (vgl. Die Arbeit mit Aktual- und Grundkonzepten)
9. Missverständnisse im Alltagsleben – Schlüsselkonflikt: Höflichkeit/Ehrlichkeit
10. Konflikt-Visualisierung
11. Die medikamentöse Behandlung
12. Die Anwendung von Entspannungsmethoden
13. Energiereserven: Woher die Kraft nehmen?

Geschichten, Lebensweisheiten und Humor zum Nachdenken

- Gibst du jemandem einen Fisch, nährst du ihn nur einmal. Lehrst du ihm aber das Fischen, nährt er sich für immer.
- Es gibt keinen Fahrstuhl zum Glück, man muss die Treppe nehmen.
- Wer fragt, der führt.
- Wenn das Ziel fehlt, verdoppelt sich das Tempo.
- Wenn man einen Menschen bessern will, muss man ihn erst einmal respektieren.
- »Wohin rennst du so?« – »Zum Arzt, mein Mann gefällt mir nicht!« – »Ich komme mit. Meiner gefällt mir auch nicht!«
- Der neue Finanzminister inspiziert das Ministerium. Er findet in einem der Büros zwei hohe Beamte schlafend vor. Sofort ordnet er die Versetzung des einen an mit der Begründung, dass für die gleiche Beschäftigung eine Stelle genüge.
- Der Ehemann kommt nachts mit großer Verspätung nach Hause. Seine Frau wütend: »Dass du mir überhaupt noch ins Gesicht sehen kannst!«
  »Man gewöhnt sich an alles!«
- Die Lehrerein fragt eine Schülerin: »Na, was willst du denn später mal werden?«
  »Wenn ich so einen richtig tollen Busen bekomme, werde ich Filmschauspielerin. Aber wenn ich vorne platt bleibe wie ein Brett, werde ich Lehrerin wie Sie!«
- »Meine Tochter erzählt mir überhaupt nichts mehr; das macht mich ganz krank!« – »Meine Tochter erzählt mir alles. Ich bin völlig mit den Nerven runter!«
- Ein Mann sitzt vor einer Flasche Wein und murmelt vor sich hin: »Trinke ich oder trinke ich nicht? Mein Magen sagt Ja, mein Verstand sagt Nein. Mein Verstand ist der Klügere – und der Klügere gibt nach!«
- Zwei Mütter unterhalten sich. »Ich finde es gut, die Kinder ins Bett zu bringen.« – »Ich auch. Ich schlafe bloß meistens schon, wenn sie nach Hause kommen.«

– »Mutti«, ruft Rosi, die das Familienalbum durchblättert, »wer ist eigentlich dieser blondgelockte junge Mann mit der Athletenfigur?« – »Aber Rosi, das ist doch dein Papi!« – »Ach so. Aber wer ist dann dieser glatzköpfige Dicke, der bei uns wohnt?«

– Manfred trägt einen stabilen Kopfverband. Zerknirscht tritt seine Frau zu ihm und streichelt ihm sanft die Hand: »Ich bereue es, dir die Vase an den Kopf geschmissen zu haben!« »Wirklich?«, brummt er versöhnt. »Ja«, schmollt sie, »es war doch meine Lieblingsvase!«

Danksagung

Zunächst bedanke ich mich bei den Dozenten unserer Wiesbadener Akademie für Psychotherapie, die für eine kreative Atmosphäre sorgen. Meiner Mitarbeiterin Frau Vera Hickmann, Diplompädagogin, danke ich für die sorgfältige Sekretariatsarbeit und Beratung. Mein besonderer Dank gilt Heike Neumann, Lektorin der Psychologie und Lebenshilfe, für ihre Unterstützung und Ermutigung. Meine Frau Manije und unsere Söhne Dr. Hamid und Dr. Nawid Peseschkian haben mich zu diesem Buch in vielfältiger Weise motiviert.

Literaturverzeichnis

Adler, A. Individualpsychologische Behandlung der Neurose. In: Praxis und Theorie der Individualpsychologie. Frankfurt am Main 1918.

Baha'u'llah. Ährenlese. Frankfurt am Main 1961.

Battegay, R. Süchtigkeit, Sucht und Sehnsucht. Zeitschrift für Positive Psychotherapie, Wiesbaden, Heft 14, 13. Jahrgang, September 1992.

Benedetti, G. Psychiatrische Aspekte des Schöpferischen und schöpferische Aspekte der Psychiatrie. Göttingen 1975.

Boszormenyi-Nagy, J. und Spark, G. Invisible Loyalities. New York 1973.

Freud, S. Gesammelte Werke. Frankfurt am Main 1960.

Fromm, E. Freuds Psychoanalyse. Größe und Grenzen. Stuttgart 1979.

Jork, K., Peseschkian, N. (Hrsg.). Salutogenese und Positive Psychotherapie. Gesund werden und gesund bleiben. Bern 2003 .

Kornbichler, T., Peseschkian, N. Morgenland und Abendland – Positive Psychotherapie im Dialog der Kulturen. Frankfurt am Main 2003.

Liebermann, R. P. Behavioristische Ansätze für die Familien- und Ehepaartherapie. In: Sager und Kaplan. Handbuch der Ehe-, Familien- und Gruppentherapie. Band 2, 398-417, 1973.

Meng, H. Psychohygienische Vorlesungen. Basel 1958.

Minuchin, S. Familie und Familientherapie. Theorie und Praxis struktureller Familientherapie. Freiburg 1977.

Peseschkian, N. Psychotherapie des Alltagslebens. Training zu Partnerschaftserziehung und Selbsthilfe 2001.

Peseschkian, N. Positive Psychotherapie. Theorie und Praxis einer neuen Methode. Frankfurt am Main 2002.

Peseschkian, N. Der Kaufmann und der Papagei. Orientalische Geschichten in der Positiven Psychotherapie. Frankfurt am Main 2003.

Peseschkian, N., Peseschkian, Na., Peseschkian, H. Erschöpfung und Überbelastung positiv bewältigen. Stuttgart 2003.

Peseschkian, N. Es ist leicht, das Leben schwer zu nehmen. Aber schwer, es leicht zu nehmen. Freiburg 2004.

Peseschkian, H. Die russische Seele im Spiegel der Psychotherapie. Ein Beitrag zur Entwicklung der transkulturellen Psychotherapie. Berlin 2002.

Richter, H. E., Strotzka, H. und Willi, J. (Hrsg.), Familie und seelische Krankheit, 1976.

Schindler, R. Bifokale Familientherapie. In: Richter u. a. Familie und seelische Krankheit, 1976.

Schmidbauer, W. Die Aufschieber. In: Das Inspirationsbuch. Freiburg 2004.

Selvini-Palazzoli, M. u.a. Paradoxon und Gegenparadoxon. Ein neues Therapiemodell für die Familie mit schizophrener Störung. Stuttgart 1977.

Watzlawick, P. u.a. Lösungen: zur Theorie und Praxis menschlichen Wandels. Bern 1975.

Bibliografische Information Der Deutschen Bibliothek
Die Deutsche Bibliothek verzeichnet diese Publikation in der Deutschen
Nationalbibliografie; detaillierte bibliografische Daten sind im Internet
über http://dnb.ddb.de abrufbar.

Kreuz Verlag, Stuttgart
in der Verlagsgruppe Dornier GmbH
Postfach 80 06 69, 70506 Stuttgart

www.kreuzverlag.de
www.verlagsgruppe-dornier.de

© 2005 Kreuz Verlag, Stuttgart
in der Verlagsgruppe Dornier GmbH
Umschlagbild/Umschlaggestaltung: P.S. Petry & Schwamb,
Agentur für Marketing und Verlagsdienstleistungen, Freiburg
Satz: de·te·pe, Aalen
Druck: Clausen & Bosse, Leck

ISBN 3-7831-2512-X